算癌症

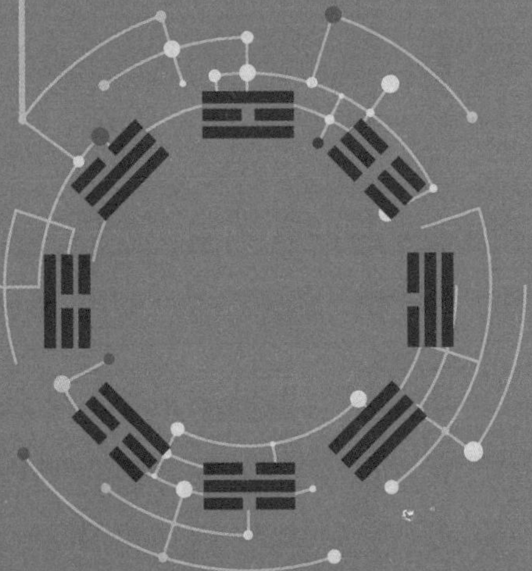

運用大數據、
五運六氣、易經八卦，
治療癌症於發生之前！

中醫學博士
樓中亮——著

如何使用本書

許多癌症很難在初期就發現，等到發現時往往已經錯過黃金治療期。但透過中醫的體質檢測、掌紋及大數據分析的方法，可以及早抓出初期癌症或癌變的腫瘤，甚至可以提早兩年得知即將罹癌。

樓中亮醫師將數百萬筆的癌症患者資料，建構成一套能夠推算癌症好發期的系統，名之為「癌症坎點」。與數年前公布的「坎點系統」不同，癌坎只預測癌症，而坎點則是推算個人整體健康狀態。當坎點出現時，表示那段時間的身體能量不佳，其影響可從生理乃至於心理與精神層面。因此出現坎點者也意味著可能會發生各種意外，例如交通事故、情緒嚴重障礙（自殘、自殺）等非生理性疾病的問題。

透過本書所分享的方法，您可以立即檢測出自己是否已經罹癌或即將罹癌。

首先，請拿出您的手機，掃描下一頁的 QR Code，即可免費登入使用「坎點系統」。登入後請按照程式所引導的流程，將個人資料與體質檢測表單完成，即可得出您的先、後天體質、弱臟分析及坎點分布圖。

登入坎點系統後，請依照以下流程檢視自己是否為罹癌的高危險群。如得出可能罹癌，請勿驚慌，應立即至大醫院做更完整的癌症篩檢，同時開始嚴格執行第四章所分享的防癌、抗癌養生法。

有以下狀況，請特別注意並建議至醫院做癌症篩檢：

1. 翻閱第二章，檢視自己一共符合幾項因素。六項中符合兩項以上，並出現癌症掌紋或癌症症狀，請立即前往醫院做癌症篩檢。
2. 近期內出現坎點或兩年後有坎點，並出現癌症掌紋或癌症症狀，請立即前往醫院做癌症篩檢。
3. 出現癌症掌紋且有癌症症狀，請立即前往醫院做癌症篩檢。

樓中亮醫師特別提醒，不論篩檢結果為何，都建議立即調整飲食、心態及生活方式，否則癌細胞可能在數年後找上門。

坎點系統 App
https://foresee.drlou.com.tw/CTP

自序
算命、算病、算癌症，都是大數據分析

有句話說：「生死有命，富貴在天。」聽起來似乎是教人認命安分，不需要花費太多能量去開創人生；實則不然，因為「一命、二運、三風水、四積陰德、五讀書」這句話，遠比上一句影響歷代國人更深。

十一年前我出版《算病》一書時，便已向讀者解釋過，算病不是玄學，而是古人的經驗法則；《易經》不是占卜之書，而是古人研究大自然規律後，經過數代學者的整理才歸納出來的一部百科全書，一部哲學巨著。若認真研究《易經》，不難發現《易經》處處提點人們造命改運之道；當然，造命之前，也得先了解何為「命及運」，因此占卜之術成了知命的第一步，也是不可或缺的一步。而《算病》是我花了近二十年時間，從《易經》、《黃帝內經》等古老智慧及醫學著作中所整理出來的一套統計分析的醫學。如今十一個年頭過去，我手上累積了更多重症病患及上百萬筆癌症患者的資料，同時也獲得了大量的掌紋數據，將原本的算病系統做一擴充，修整得更精準，且還能從中推算出「癌症坎點」。也希望拋磚引玉，有更多的同業先進來參與研究，畢竟我個人的聰明才智有限。

「坎點」一詞在我的第二本著作《算大限》中已向讀者們說明過，就是個人一生中能量磁場較低的時期，是能夠透過系統推算出來的；而本書所說的「癌症坎點」就是指癌症好發期。越早得知自己的癌症坎點，就越有足夠的時間能透過正確適當的保養方式來加以預防。因此我在「算病」的架構上，特別針對癌症加以擴充資料庫，並加入其他參數，從而推算出「癌症坎點」，此系統能幫助我在看診過程中，更精準地推斷出患者的癌症好發期，為患者爭取到更多調養及治療的時間。同時也希望透過出版這本《算癌症》，將預防癌症的觀念及方法推廣出去，以減少民眾罹患癌症的機會。

癌症已成了全人類的共同夢魘，世界各國的人民死因幾乎都由癌症拿下第一

（除落後國家因衛生條件與醫療資源缺乏，死因多為傳染病及感染）。目前全世界的醫學家仍致力於為癌症患者開發新藥及更佳的治療方式，但進展速度仍遠不及癌症患者的增長之速。其實中醫治療癌症一直以來多有佳績，在越重視中醫的地區，其癌症治療的方式越能有效結合中西醫的優點。但治療效果再好也無法治癒所有人，如果能在癌症發生前就阻斷它的發展之路，豈不更能解救蒼生？

行醫幾十年來，我無時無刻不在思考著如何推廣中醫的預防醫學，幸而《算病》出版後炒起一波後天體質調養風潮，如今我出版這本書，希望能再次激起讀者們對於中醫預防醫學的興趣，以及對個人健康的重視。本書前三章與大家分析哪些因素的聯集讓人容易罹癌，以及癌症的自我檢視法；第四章講述癌症預防之道，只要認真執行不間斷，相信一定能大幅降低罹癌機率。其實，防癌即養生，癌細胞之所以能滋長，與負面情緒及免疫功能低下有關，而這兩者也是其他疾病的主要成因，因此防癌之道也就是防病通則。

所謂命由天定，是指一生中的順逆境與個人的人格特質、體力值、精神值有直接的因果關係，而人格特質又是由原生家庭及生長環境所形塑。用通俗說法就是，我們無法選擇父母，什麼樣的父母基因就遺傳造就了什麼樣的我們。父母所給予我們的不只有肉體的健康與否，就連個性、想法、情緒、處世模式等這一類的精神值，都與父母自小的教養方式有關。因此「命由天定」不如說是「父母由天定」還更適切一些。雖說我們無法選擇父母，但是當我們成年之後，自己的人生就得由自己負責。天生體質弱，可以靠後天的調養來彌補二三；從小承受負面情緒及壓力，可以靠後天自我療癒及學習轉念；小時家境不好，可以靠自己白手起家打下一片天。古人的智慧及經驗法則明白地告訴我們，只要心存善念，與人為善，行有餘力時多做好事，忌口舌紛爭，相信一定能處處結識貴人，進而扭轉改變人生；就算不能大富大貴，至少能讓自己過得更舒適自在。

本書最末章，與讀者們分享了十年前我在南部所進行的癌症義診紀實，執筆者是我的徒弟，如今雖然已不在當地做義診，但臺中的診所仍可預約癌症門診，只是不再勞師動眾、跨縣市、搬儀器地搞得診所同仁人仰馬翻。正因那段南部癌症義診的經驗，讓我深感「預防遠比治療重要且急切」，憑我一己之力終究無法幫助如此眾多的癌症患者，只能將希望放在預防醫學的推廣上。因此本書的版稅收入全數捐出作公益之用，我們將延續十年前的義診精神，從中醫衛教開始，延展各類公益行動。願更多人透過本書習得預防疾病及癌症的方法；更期望能夠透過我們協會及公益夥伴的拋磚引玉，號召更多理念相同的人一起行善助人，改命造運。

目錄

第二章 哪些因素聯集讓人容易得癌症

目錄

第三章 從何得知可能已經罹癌

目錄

第四章 打造不會罹癌的身體

目錄

第一章

天呀！怎麼會得癌症？

我臨床上有許多病人吃素數十年，每天晚上十點睡覺，早上五點起床運動，不抽菸、不喝酒卻得了癌症，總計少說也有三、四千例。這些人中有人把每天作息、飲食內容都做了詳細筆記，各大醫院的主治醫師都認為他們的作息極為健康，但是這些人依然得癌症（肺癌、肝癌、乳癌等）。

此外，我手邊也有很多患者不抽菸、不煮菜，沒有家族遺傳卻得到肺癌；相反有許多人抽菸、生活作息不正常卻沒事。難怪那些得癌症的病人一開始不敢相信，再來罵老天不公平，為什麼得癌的是自己!?對於這一點我心裡也有很大的問號，於是我開始從上百萬筆罹癌的案例裡去找答案，經過五年，我和我的技術團隊透過大數據終於找到了答案——我把它稱為「癌症的坎點」；什麼叫癌症的坎點，後面章節再說分明。透過大數據我們發現得癌症的人，在前兩到三年磁場非常低落，甚至破局，就像踩入河中的深洞被淹死。

許多人罹患癌症卻因為沒有症狀，症狀不明顯，或與一般疾病類似而錯失治療的黃金期，如果能夠透過我的這套方法來抓出癌症好發期，進而調整飲食作息甚至是心態與情緒，相信一定有機會避免憾事發生。以下舉幾個我手上的癌症個案為例，讓讀者們可以更快理解何謂「算癌症」。

肺癌個案

案例1

幾年前跟幾個工商界的大哥們一起去歐洲旅遊，有一天和一位王大哥夫婦及另外一對第一次見面的林姓夫婦同桌用餐，王大哥夫婦和我們認識很久了，也知道我在研究疾病的大數據，他們自己也測試過，認為滿準的，對疾病的預防及身體的保養是不錯的，所以請我幫林姓夫妻做測試。先生測完了換太太測時，我心裡嚇了一跳，因為從大數據、掌紋及脈象都指出，肺部有嚴重問題，因為癌症的坎點顯現。我當下裝若無其事，首先問她最近有沒有咳嗽？有沒有抽菸的習慣？有沒有煮菜做飯？她回答說上述問題都沒有，因為家裡有管家及專門煮菜做飯的人，鄰座的王大嫂很細心地看出林太太的問題不單純，於是問我說到底林太太的身體怎麼了？並且告訴我說王大哥和林先生從小就認識了，有什麼話就直說不用隱瞞，於是我告訴林太太要她回國後立即去檢查肺部，並且要詳細檢查，因為我認為肺部有大問題。

隨著旅遊結束我也忘了這件事，隔了一年，有一天在朋友聚餐上碰到了林姓夫婦，他們一看到我馬上跑上前來跟我說謝謝，並要請我吃飯，因為那一天是朋友聚餐我們沒有詳談。隔了幾天後林先生打電話給我，邀我和我太太一起吃飯，剛好我們那天在臺北辦事，於是辦完事後我和我太太一起赴約。在宴席上林先生和林太太一直感謝我救了她，我說這是我身為醫師該做的事。我也向他們詢問這一年的情況，林先生說他們剛聽到時半信半疑，回國後王太太一直叮囑他們說樓醫師講的你們不要等閒視之，一定要去檢查，於是回國後一個月便去北部一家知名的教學醫院做檢查，幾天後醫院通知林太太得了肺腺癌，夫妻倆抱頭痛哭。隨後，夫妻立即轉往臺北市知名的教學醫院，由臺灣知名的胸腔外科權威檢查，因為林先生每年贊助給醫院幾百萬的研究經費。檢查完畢確定是肺癌一期，立即安排手術。林太太術後恢復良好並且配合我之前給她的一些飲食宜忌、中藥茶飲及保健品的建議，至今距離手術已六年了，檢查都正常。林先生說那位胸腔權威還問是誰檢查出來的，一般這種癌症初期不會有任何症狀，等到症狀出來都已經比較晚了。林先生告訴他說是一位中醫用大數據、掌紋、把脈診斷出來的，他聽了也嘖嘖稱奇。

案例2

很久不見的朋友看到我的第一個舉動，就是把手伸出來，說：「把一下吧。」去南美洲旅遊之前上臺北和老友陳姓企業家聚餐，夫妻倆看到我就把手伸出來，一開始我還以為握手，結果他老兄卻說是把脈及看掌紋，順便跑一下「坎點」，利用上菜前幫他們夫妻看了一下。

太太比陳兄小了十幾歲，陳兄自己解嘲說老婆平時很注意養生又有運動，反而是自己應酬多又不運動，肯定是自己身體問題多。陳老兄本身有三高，又愛美食所以體重過重，有一段時間沉迷於生酮減肥[1]，結果雖瘦了幾公斤，但是腎臟指數

1 **生酮減肥：**一種飲食法，不同於一般以碳水化合物為主食，藉由碳水化合物所產生的醣提供人體活動能量，生酮飲食改以高脂肪、高蛋白為主食，強迫身體代謝脂肪產生酮作為能量來源。

增高了不少，醫院說要洗腎，陳兄一聽慌了急忙打電話給我，問我怎麼辦？我告訴他用冬瓜子三十克、白茅根三十克，煮一千五百毫升的水連喝十天再去檢查，結果腎臟指數恢復正常了。檢查完了我告訴陳兄說你還是老問題，告訴他要減肥，只要減肥成功什麼毛病都沒了。

輪到大嫂在跑「坎點」時，發現她的五臟分數那一段時間脾腎超標，肺的分數太低，癌症的坎點出現，再加上掌紋肺區發青，癌症線形成，我問她有沒有什麼不舒服？她說沒有，只有偶爾有些過敏，再加上她本身不抽菸也不煮菜，於是我就把我看到的告訴她，也請她去詳細做一下檢查，這件事隨著我去南美旅遊告一段落。

從南美旅遊回來後約一個月，接到陳兄的電話，他告訴我他太太到臺北某教學醫院檢查，查出是肺癌四期，而且位置很偏，無法手術要化療，因陳兄家族與北部一些教學醫院關係密切，所以認識的名醫多，我說有什麼需要幫助請跟我說。隨著我上海公司設立，出國旅遊又過了半年，某一天我早上去電視臺錄影，凌晨的班機要去北非，難得利用下午到北投泡溫泉休息一下，正在和太太商量晚餐要吃哪一家餐廳時，陳兄電話來了，電話那頭問我今晚能不能一起吃飯？想讓我看一看他太太的狀況，下午五點半我們準備出發去餐廳，突然接到他的電話說能不能去他家，因為太太人不舒服。

到了他家，他太太臉色蒼白，看起來很不舒服地坐在沙發上，我立即放下行李，上前幫她把了把脈，脈象非常虛弱，我立即幫她按了穴道，隔了一會臉色比較恢復。陳兄跟我說醫院幫她做了化療和標靶[2]，後面還有六次，我告訴陳兄以大嫂目前的狀況不適合作化療，應該先休息把身體養好，以後再通盤治療，並開了處方及補虛食材，希望等我回國後再幫她徹底調理。

等我回國立即去看大嫂，哪知她已經躺在病床上奄奄一息，我問陳兄難道我開的藥和補虛食材沒有喝嗎？他說醫師建議繼續做標靶，中藥等先不服用，大嫂在病床上用微弱的聲音問我，我會死嗎？我心好痛，只能安慰說不會。一星期後死訊傳來，我上去看了她的「坎點圖」落在死亡之坎，前後不到一年，真是太快了，令人不勝唏噓。

2 **標靶：**近年來新興的治療癌症藥物，能針對特定的癌細胞增長分子做干擾，對人體正常細胞的傷害較小。

乳癌個案

這些年乳癌的發病率越來越高，而且有不斷年輕化的趨勢，令很多女性朋友聞之色變。無論是現代醫學還是古代醫學，都認為乳癌與情緒的關係非常密切，我臨床上看了五千名的乳癌患者，發現這些患者都有一個特點——精神憂鬱，經常生氣造成心情沉悶，是導致女性患乳腺癌的精神因素，根據世界衛生組織公布的相關資料，乳癌的患者憂鬱傾向尤為明顯。中醫認為乳腺癌病與肝、胃二經關係密切，憂思傷脾，鬱怒傷肝[3]，造成肝脾兩傷，氣滯血瘀[4]、經絡阻塞，進而引發乳癌。

以下舉幾個案例：

案例1

周女士一九三四年生，是我的岳母。在我的印象中岳母是個精明幹練，打扮時髦、充滿精力的公務員，六十五歲退休，退休後與我的老丈人全世界玩，一個月在家的日子大概只有五～七天。南美洲的智利安地斯山脈四千五百公尺高，全團只有他們倆位沒有高山症，其他人都有高山症，團員都稱他們為「最強的年輕人」，其實全團他們年紀最大，那時為七十二歲，他們倆年紀一樣。

我岳父七十六歲那一年突然心肌梗塞過世，我岳母頓失愛侶，平時他們倆除了全世界旅遊，在臺灣的時間就開車到處找朋友，朋友們都羨慕他們身體健康可以到

---

3 **憂思傷脾，鬱怒傷肝：**中醫理論認為，脾主運化，負責消化食物取其精微，運送到全身供五臟六腑使用；肝有疏洩的功能，負責調節全身氣血。過度思慮會影響消化系統，情緒抑鬱則使氣血無法正常運行，長久下來，造成身體損傷。

4 **氣滯血瘀：**因經絡之氣運行不順暢，無法推動血液，導致血液流動變得緩慢或滯留。

處去玩。岳父過世後，岳母鬱鬱寡歡，什麼都提不起勁，我和內人請她的朋友陪她到國外散心半年，全家人想盡辦法讓她儘可能早一點脫離喪偶之痛，可惜無法取代五十五年的夫妻情。

在二〇一〇年底岳母發現乳癌，經治療腫瘤縮小，控制得宜，但她還是走不出喪夫之痛，其實我最擔心的是二〇一二年「癌坎」出現，癌症模組（Pattern 大數據）排名A組[5]，五臟有四臟分數超標或低標。二〇一一年每三個月在醫院做檢查並包含全身檢查，怕有轉移，一切正常，但二〇一二年過完年去買菜跌倒，跌倒後就喊右上腹不舒服，胃口差吃不下，於是帶她去做腹部檢查，發現肝癌最大十三公分，所以情緒憂鬱是乳癌或其他肝經腫瘤（如甲狀腺、乳房、肝、子宮、前列腺等癌症）最大敵人。

案例2

王小姐三十五歲，精明幹練，自己開公司，經營國際貿易，生意做得火紅，平時很忙碌，但也非常養生，因為媽媽死於乳癌，她每年定期做體檢，包含乳癌、子宮癌等檢測。

二〇一一年初，她來找我看診，因為乳房有些疼痛，但到臺北兩家教學醫院檢查，沒有任何問題。我看診完畢，覺得她的身體有些疑慮，所以幫她跑了一下大數據系統，大數據系統在二〇一三年出現「癌坎」，於是我提醒她要注意情緒方面的問題，生活作息要正常，飲食也要正常，這期間陸陸續續有來找我調理，到醫院檢查也正常。二〇一二年九月來看診時告知最近接一筆非常龐大的訂單，要忙上至少半年，我心裡一動，立馬告訴她要特別小心注意身體，尤其乳癌和子宮癌，她也說她會小心。

隨著時間飛逝，時間來到二〇一三年，她到診所來，我幾乎快認不出她來，那

5 **癌症模組 Pattern：**樓醫師的研究團隊，自數百萬筆癌症患者資料中，統計分析後歸納出幾個模組，六十％的癌症患者符合三個模組，三十％的癌症患者符合兩個模組，八％的符合一個模組；所以符合三個屬A組，符合兩個屬B組，符合一個屬C組。

個精明幹練、打扮入時的王總，此時臉色蠟黃，走路有些喘，她說她剛動完乳癌手術，準備要做化療。我請她坐下並幫她詳細檢查身體狀況，我說妳的乳癌應該是一期，其實只要手術並做後續調養就可以了，不用做化療，並介紹一位乳房名醫給她作評估。

我一邊安撫她的情緒，一邊詢問她這大半年來到底發生何事？導致她得了乳癌，她告訴我，因為接了一個幾千萬美金的大訂單，要備料、下單給工廠，因為有時間上的壓力，還要常常和國外開會，日夜顛倒，飲食生活皆不正常。二〇一三年四月中她覺得左邊乳房有硬塊，而且按它有一些分泌物，她擔心之下，到臺北一家教學醫院檢查，一週後醫院告訴她罹患乳癌一期。去年十月同一家醫院檢查她的乳房一切正常，不知道為什麼在短短的半年內長了乳癌。

她一邊趕工作，一邊在醫院安排下動了手術，手術完醫院要求要做化療，她媽媽得乳癌有做化療，她了解做化療是十分辛苦的，所以跑來找我，希望我能夠幫忙調理。經過我介紹給她的乳房名醫做完評估，她也認為不需要做化療，所以由我持續幫她調理，調理期間回醫院追蹤檢查，主治醫師都誇她身體狀況非常好，一直到現在都沒有任何復發的問題。在這期間她也問我，為什麼知道二〇一三年她會得乳癌，我告訴她，第一、五臟有三臟分數不及格；第二、「癌坎」出來了；第三、五行破局[6]。得了乳癌後她的想法完全變了，變得快樂，步調放慢，整個人也變得漂亮了。

案例3

中國知名女歌手姚貝娜為何會死於乳腺癌？一般以醫學角度來看易得乳腺癌的病因有以下幾個：

1. 月經初潮早，絕經晚。月經初潮年齡小於十二歲與大於十七歲相比，乳腺癌發生的相對危險會增加二點二倍；閉經年齡大於五十五歲比小於四十五歲的增加一倍，所以月經初經早，閉經晚是乳腺癌的主要危險因素。

6 **五行破局：**指五運六氣和八字五行沖剋太過。

2.遺傳因素。有研究發現，如其母親在閉經前曾患乳癌，其自身患乳腺癌的危險性是一般婦女的五到八倍。在閉經前曾患乳癌的婦女，其自身患乳腺癌的危險性是一般婦女的五到八倍。

3.未婚者發生乳癌的危險為已婚者的兩倍，近年來的研究認為哺乳對乳腺癌發生有保護作用。

4.不健康的飲食習慣。乳癌的發病率和死亡率與平常消化脂肪量有關，現代生活水平提高再加上工作繁忙，人們常常吃一些不健康的高熱量、高脂肪飲食，結果導致乳腺癌的發病率大大提高。

5.不正常的生活、缺少運動接觸陽光少，導致內分泌不正常。

6.性格太強或者容易生氣、憂鬱這些情緒更易導致乳癌。

一起來看看姚貝娜的大數據資料：一九八一年九月二十六日生，二〇一一年四月得病。

一九八一年逢尾數一者，水不及代表腎水不足，免疫力比一般人差；五臟中缺木，肝經和甲狀腺、乳房、肝、子宮卵巢、前列腺等都有關聯。二〇一一年姚貝娜三十歲，人逢三十、六十、九十歲對身體的壓力更重，簡單來說身體弱的部分更弱，這一年她肝、心、肺三個臟腑分數不是超標就是不及，再加上「癌坎」出現。姚貝娜曾經自己反省，她本挑食，很少吃蔬菜水果，其次自己乳腺增生的體質不應長期使用有雌激素的抗痘產品與化妝品，第三，性格比較「較勁」容易形成肝氣鬱結[7]、氣滯血瘀，這樣乳癌在二〇一一年就出來了，到了二〇一五年一月十六日流年大運天剋地沖[8]再加上「死亡之坎」出現，因而去世。

---

7 **肝氣鬱結：**因情緒抑鬱不快、壓力大，導致體內肝氣鬱積在胸口。

8 **天剋地沖：**命理用詞，指生辰八字中的天干五行相剋，地支五行相沖，星象家認為是大凶徵兆。

肝癌個案

在臨床上看到很多三十五到五十幾歲有B肝、C肝或脂肪肝的患者，正處於事業的巔峰時期，工作壓力大，連續熬夜，身體不堪負重，使之肝疾惡化成肝癌，這是因為勞累加劇了肝發炎的反覆發作，使得肝細胞有序的結構排列發生異變，整個肝的內部結構隨之混亂而坍塌，最終演變成肝癌。而且工作繁忙容易忽略對身體狀況的關注，定期體檢也許就被遺漏，失去了早期發現治療的最好時機，這也就是我寫這一本書的原因，讀者們可以透過大數據提早知道自己有沒有罹癌基因，「癌坎」何時出現，可以防治於發病之前。

另外肥胖、酗酒也是肝癌幫兇；肥胖會加速肝臟的老化，成為肝癌的一個誘發因素，這主要是因為這些患者可能有脂肪肝，脂肪肝演變成肝硬化，而肝硬化不幸地惡化成肝癌；另外在臺灣、中國，長期嗜酒導致肝癌的比例，已經僅次B肝和C

肝引發的肝癌。

肝癌早期易「隱性」，早期並無明顯症狀，當發現肝部疼痛、全身乏力、關節痠痛時，已處於晚期，因此定期檢查尤為重要，尤其是患有肝病中度脂肪肝及四十歲以上的人要定期檢查，發現身體不適一定要重視，及時去醫院檢查，防止肝癌的發生。以下舉幾個案例：

案例1

臺商陳先生一九四六年生，雖為商人但陳先生溫文儒雅、毫無商人之氣息，跟他談話發現他內涵頗深，因為長期往來兩岸、國外，生活作息和飲食長期不正常，因此得了高血壓、糖尿病。初診二〇一四年主訴是人很疲累、睡眠差、食慾漸差、頭暈等症狀，因為擔心得了癌症，所以定期一年回臺灣兩次做全身體檢。

這幾年檢查下來醫院都說只有血壓、血糖高，心臟血管有輕度硬化，其他都正常；因為半年回來一次，只要回臺灣就來複診。到了二〇一六年九月回來看診，血壓、血糖都控制得很好，精神也好，他說自己每天跑五公里。這時我嚴肅地跟他說，請他二〇一七年注意肝腫瘤的發生，他一聽當場呆住，隔了一會兒跟我說：「樓醫師您說的是真的？」我看著他認真地說：「是真的要注意。」

看完診後他馬上回臺北，去臺北某家教學醫院做詳細肝的檢查，檢查結果是正常。時至二〇一七年年中，因人突然不舒服在大陸醫院檢查發現肝有腫瘤，最大六公分，還有很多小顆的腫瘤；陳先生立即回到臺灣，在臺北某家知名教學醫院檢查，確定是肝癌。

檢查完後他立即來到診所和我商量應該如何治療，因為他的小孩沒人願意接他的事業，所以他找專業經理人接替他的位置，專業經理人剛接手，業務不熟悉，這段時間還需要他的協助，他不能在這個時候倒下。我通盤考量後決定治療方向分兩點：一、最大的肝癌先手術掉，二、剩下的由中藥治療與調理，同時加上補虛療法。

九個月後，小顆腫瘤均已不見，陳先生所有檢查均正常，到現在所有檢查仍是正常。事後陳先生問我說：「你怎麼知道二〇一七年我會有肝癌長出來。」我告訴他說：「第一、你的『癌坎』出現，第二、掌紋出現肝腫瘤的徵兆，第三、和劉德華摔馬時的『破局』相似，有驚無險。」

案例2

我喜歡羅文的歌，他的歌聲中自帶一種山河遼遠的壯闊、大開大合變換中情感洶湧而出，重重打在心房上令人為之一顫。香港名作曲家黃霑從未掩飾對羅文的欣賞，甚至願意違背自己的原則。眾所周知，黃霑是不允許別人改他的歌詞，就連許冠傑提出對〈滄海一生笑〉的修改意見，都被他不客氣地拒絕，但是碰到羅文，這個底線就徹底崩塌。羅文的助理是這樣描述的：在一次討論中，羅文表示了對歌詞的異議，黃霑一下爆了粗口，問他是哪裏不行，羅文也是剛硬，趴在地下直接將黃霑歌詞整段劃掉，氣得黃霑直爆粗口，但爭執的結果，黃霑改了歌詞。

對於中國傳統文化羅文也是付出了無限熱忱，羅文一直致力於將中國傳統劇目搬上百老滙舞臺，即便金錢虧到出血，你很難再找到一個歌手能如此盡心盡力為中華民族精神奔走，炎黃子孫的熱血在他血管裡奔湧。羅文常為人稱道的，還有人品，正所謂：「窮則獨善其身，富則兼善天下」。羅文一直致力提攜後輩，使香港樂團不致斷代。歌手容祖兒對自己的老師更為尊敬，在教導的過程中，羅文不僅教她唱歌技巧，還教她談吐儀態，對於容祖兒而言，羅文既是慈父也是嚴師。

羅文一九四五年二月生，到了二〇〇一年，他的癌坎出現，甚至他的癌症Patten掛名在前幾名，五臟中，心臟分數超標，二〇〇一年腎水不及免疫功能差，大運和月柱天剋地沖，人生之局大破，故得了肝癌。

案例3

林姓女實業家一九六六年生逢六水旺剋火、弱臟為心腎，所以免疫力功能低下，平常很少生病，一旦生病則時間拖延很長。林小姐未婚，因為父親事業做得很大，加上家裡又無男丁，皆是女兒。女兒中只有她能力強、精明幹練，所以她一手撐起了父親事業而且比父親做得更好，為了不讓父親失望所以日以繼夜地工作。

二〇一一年發生了小中風，後來經過治療調養完全恢復。因為我跟林小姐父親是舊識，有時會一起吃飯聊天。二〇一七年有一次在他家聚餐剛好聊到林小姐發生的事，林爸請我幫她看一下，算一下坎點、看完掌紋並跑完大數據，告訴她二〇一八年要小心肝腫瘤，並且告訴她一天補充三粒維他命C（一餐一克）及鮮玫瑰花茶飲；二〇一八年健康檢查在肝臟上發現一粒〇．六公分的小腫瘤，切除後，後續追蹤檢查一切正常，主治醫生直呼超幸運。

大腸癌個案

腸癌包括了直腸癌和結腸癌，正成為危險性最大，發病率最快的癌症，那麼究竟是什麼引發大腸癌呢？

1. 長期便溏（腹瀉）。引起便溏的原因有很多，其中之一為大腸瘜肉，若瘜肉長期不被發現，可能潰爛演變成癌症，臨床上常看到便溏一年、二年的病人，檢查後發現大腸癌。
2. 長期便祕。糞便長時間停留在大腸，糞便中的毒素易致腸黏膜變性變成癌症。
3. 喜歡吃高蛋白、高脂肪食物。這類食物的代謝產物容易誘發細胞變性致變成癌症。
4. 大腸癌有百分之七十五來自大腸瘜肉，因此有大腸瘜肉的人，應定期至醫院做大腸鏡檢查。

5. 遺傳因素也是引發大腸癌的原因，因此有大腸癌家族史的人更應要定期檢查。

6. 對於長期潰瘍性結腸炎的患者來說，更要注意癌症的發生，如果炎症長期沒有經過治療或者治療不當，病情反反覆覆，那麼病理在七年以上便有可能轉變成大腸癌。

7. 臨床上常碰到痔瘡出血的患者，因為認為只是痔瘡就忽略了，結果最後發展成大腸癌，因為這些人已經在肛門以上長了瘜肉或是腫瘤，所以建議痔瘡患者一定要去醫院做大腸鏡檢查。

案例1

臺灣知名主持人豬哥亮（本名謝新達），在一九八〇年代有秀場天王之稱號。在那個經濟剛起飛，庶民文化大放異彩的時代，豬哥亮火紅的程度可說是空前絕後。當年的秀場就好比小型演唱會，幾乎都以邀請當紅歌手及演員為主要噱頭，吸引民眾買票觀賞。但擅長表演閩南語笑料短劇的豬哥亮卻反客為主，將原本只是用來串場的短劇，發揮得淋漓盡致、大受歡迎，鋒頭甚至蓋過來賓，許多人買票進場只為了看豬哥亮的短劇，來賓的表演倒成了其次。過半數臺灣人對這位天王的表演仍存有深刻的印象。

豬哥亮生於一九四六年十二月六日，尾數逢六，弱臟為火和水，五臟三水兩土，寒溼一片，腸胃先天本來就弱，多年演藝生活，作息和三餐皆不正常，再加上躲債多年心中鬱悶。二〇〇九年二月十九日～四月二十二日，豬哥亮被知名報社跟拍發現行蹤的消息震撼演藝圈，許多藝人好友如余天、高凌風、周遊、張菲等人都幫助他復出，加上臺灣演藝圈教父楊登魁也表示會協助豬哥亮早日還清債務，並與豬哥亮公開見面，此時豬哥亮得以在演藝界全面復出。

二〇一二、二〇一三年「癌坎」出現，尤其二〇一二年木旺剋脾土再加上司天寒水、在泉太陰溼土，三水三土，脾土又被剋，免疫功能差，脾胃寒溼，加上「癌坎」出現，再加上流年和年干支天剋地沖「破局」；二〇一四年五月三十日，豬哥亮自己證實罹患大腸癌第二期，由於擔心接受治療後的副作用，故而沒有立即接受治療，選擇以工作為重，二〇一六年六月癌症惡化腹部積水多達六千六百毫升，腰圍四十八吋，豬哥亮於是到宮廟擲筊求神明指示，神明要求他相信現代醫學即刻開刀。

二〇一六年九月六日因身體不適且嚴重腹水，緊急入院立即接受手術，此時大腸癌已惡化至末期，癌細胞轉移至肺部，二〇一七年五月過世。

案例2

查德威克．鮑斯曼（Chadwick Aaron Boseman），生於一九七六年十一月二十九日，二〇二〇年八月二十八日過世。是一位美國男演員、編劇和製片人，較著名的電影《傳奇42號》（二〇一三年）中飾演大聯盟傳奇球星傑基．羅賓森，並在《激樂人心》（二〇一四年）片中飾演「靈魂樂教父」詹姆士．布朗；二〇一六年在《美國隊長3：英雄內戰》中飾演超級英雄「黑豹」帝查拉，並於二〇一八年推出電影《黑豹》，二〇二〇年因大腸癌病逝，享年四十三歲。

生於一九七六年十一月二十九日，尾數逢六，弱臟為火水，先天免疫力就弱，五臟分數二水二土一木，寒溼一片，脾土又寒又溼，除了免疫力差外，消化吸收代謝也容易出問題，到了二〇一六年四水二土二木，寒溼一片，肝鬱剋脾土再加上流年和丙辰拱子，子卯刑，卯酉沖大運，「癌坎」大傷「破局」，罹患大腸癌。

胃癌個案

羅患胃癌一開始不易發覺，很多人都誤以為胃脹氣或吃了不消化的東西而忽略了，疼痛如果不劇烈也會被忽略，所以胃癌被發現時，往往已經處於晚期，治療效果欠佳。臨床上做了一下統計，有四種人胃癌容易找上他：

1. 感染幽門螺旋桿菌（HP）

以中國為例，中國的幽門螺旋桿菌的感染率約五十％，感染人數有七．六八億人，而臺灣每年有七十四萬人死於胃癌。有些研究人員形容HP像個詭異的狼牙棒，有很多條尾巴提供動力，加上特殊的螺旋結構，很快地穿透胃黏膜，並進行毀胃的行動。我有一個十三歲的患者，之前胃沒有任何不舒服的症狀，有一次和家人吃完麻辣鍋，突然嘔吐腹瀉不止，而且帶血，家人急忙把他送到臺北某家教學醫院急診，醫師檢查後發現胃潰瘍很嚴重而且感染了幽門桿菌。男孩的媽媽想起兩年前健檢報告上有HP，但因為沒有不舒服就沒在意，因此醫師也安排幫家人做HP的測試，幾個星期後收到報告全家七人都有，「共餐制」習慣大大增加了罹患幽門桿菌的機率。這種主要通過唾液傳播的細菌，是首個被世界衛生組織確認可以對人類致癌的原生物，不過感染了它不代表就和胃癌畫上等號。幽門桿菌一定會引起慢性活動性胃炎，但除了少部分人會有消化不良、潰瘍等病狀，七十％的患者都沒有症狀。除了炎症，它對胃癌的發生也會起著「推波助瀾」的作用，而且感染HP發展成胃癌是未感染HP人群的四～六倍。

2.喜歡吃高鹽、煙燻、油炸、燒烤，常吃剩菜剩飯

從全球來看，胃癌在東亞地區發病率尤其高，這一區域的中國、韓國、日本在飲食習慣上都有相同的特點：中國人喜歡吃臘肉、香腸等重製食品；韓國、日本喜歡吃泡菜、醃製物、海鮮、蝦醬等，這些食物含鹽量很高，過量的食鹽會破壞細胞的檸檬酸循環以致於損傷胃黏膜，而且在發酵和消化過程中，高鹽食品會產生強致

癌物——亞硝酸胺，它們影響人體內的基因複製，破壞DNA，從而誘發癌症，如果再加上HP，更可加速胃癌的發生。根據世界衛生組織的建議，為了滿足人體基本需求，不增加胃癌發作風險，人每天攝入鹽分不應超過五克。

3. 抽菸、喝酒

大家都知道抽菸百害無一利。那是菸中含有尼古丁、亞硝酸胺等物質，除了會引起胃癌，還可誘發肺癌、膀胱癌、口腔癌等多種癌症。東亞地區的人無論男女都喜歡下班喝一杯，但是東亞地區的人屬於乙醛脫氫酶基因多變型[9]，因而酒精代謝酶功能低下，無法將乙醇↓乙醛↓乙酸的代謝過程完成，所以體內累積的乙醛等代謝產物，就成了致癌的兇手。

---

9 **乙醛脫氫酶基因多變型：**大約五十％的東亞人體內有一種粒線體變異基因 ALDH2，這種基因會抑制乙醛脫氫酶的活性，導致乙醛不能分解生成乙酸。

4. 生活不規律、愛熬夜

熬夜會引起內分泌系統和免疫系統紊亂，除此之外，作息不規律也會影響飲食，宵夜多是油膩、刺激、炸的食物，工作了一天腸胃得不到休息，滯留在腸胃裡刺激胃液大量分泌，久而久之造成胃黏膜糜爛、潰瘍，進而發展成胃癌。

案例1

臺商王先生，一九六一年四月生。二〇一八年有一次因公去了一趟廣州，當地熟識臺商晚上請吃飯席，開了好幾桌，都是我朋友林姓臺商的上下游合作夥伴，有臺商、港商、日商。那日我也在，林姓友人拉這位王姓臺商坐在我旁邊，吃完飯後朋友請我幫王先生看一下，檢查後我告訴他說趕快找時間回臺灣，去醫院做胃部的詳細檢查。

散席後朋友開車送我回飯店，在路上問我，王先生身體狀況如何，我告訴他胃出了很大的狀況。他說王先生是他的好朋友，彼此認識三十年從沒聽他生過病，而且他的體格壯碩是我的一倍半，一手可以拿起一百斤的東西，加上他們常聚餐也從沒聽過他的胃有任何問題。我說掌紋五臟分數都有徵兆，最重要的是癌坎出現，而且二〇一八年對他來說流年對月干支天剋地沖，又三刑整個大破局。

一個月後我朋友打電話給我，說王先生於北部教學醫院檢查出胃癌一期，已經手術完，醫師說他很幸運，一般胃癌發現都比較晚。

第二章

哪些因素聯集讓人容易得癌症

許多人對癌症的認知仍停留在遺傳及飲食作息不佳，但根據現代醫學及我的臨床統計，這兩個因素已經無法套用在多數罹癌患者身上。經過十幾年的統計研究，我發現以下這幾個因素與癌症有顯著相關，只要其中三項以上因素有聯集，就會有超過九成的機率罹患癌症。這些容易罹癌的因素分別是：先天弱臟、五運六氣之五因素、身體八卦、易經密碼、八字破局以及負面情緒。舉例而言，若有一人天生弱臟為「肺」及「肝」，而平時並未特別保養，及至遇到八字破局之年，兼且情緒上長期（超過半年）低落鬱悶，則半年內發生癌症的機會超過九成。

先天弱臟

根據中國人四千多年的統計及經驗法則，每一個人在出生的那一刻，就因為氣候的因素而決定了先天較弱的部分是五臟（心、肝、脾、肺、腎）中的哪幾個（即弱臟）。而這些弱臟若沒有經過後天的補養和調理，很容易就罹患某些特定疾病。所以，想知道自己可能會發生什麼病，只要知道自己的弱臟是哪些部位，就能預測出五、六成。

古人發現同一年出生的人，其先天弱臟都一樣，且大約是以十年為一週期循環，例如一九九一年到二〇〇〇年為一輪，二〇〇一年到二〇一〇年為一輪；而一九九一年跟二〇〇一年出生的人就有相同的弱臟（但依照出生月分的不同，其「弱」的程度會不一樣，詳見下一節——五運六氣之五因素的解釋）。為了方便讀者查詢，我將弱臟出現的規律按西元年的紀年方式編排，讀者僅需對照下頁表2-1便可一覽無遺。

以我自己為例，我是西元一九六〇年出生，也就是尾數逢〇年出生，所以我先天比較弱的器官就是肝（主要）、肺（次要）。

弱臟如果沒有經過後天補養，時日一久，日漸消耗之下當然就容易罹患相關疾病。中醫對於五臟的概念及功能上的劃分與西方醫學不同，每一臟所掌管的人體組織和功能都很多元且複雜，所以只要有一個臟位出問題，可能罹患的疾病就有很多種。以下將中醫所謂的五臟以及其掌管之人體功能略作說明。

表 2-1　天生弱臟表

西元年	弱臟 1（主要）	弱臟 2（次要）	弱臟 3（次要）
逢 0 年出生	肝（木）	肺（金）	
逢 1 年出生	腎（水）	脾（土）	心（火）
逢 2 年出生	脾（土）	肝（木）	
逢 3 年出生	心（火）	腎（水）	肺（金）
逢 4 年出生	腎（水）	脾（土）	
逢 5 年出生	肺（金）	心（火）	肝（木）
逢 6 年出生	心（火）	腎（水）	
逢 7 年出生	肝（木）	肺（金）	脾（土）
逢 8 年出生	肺（金）	心（火）	
逢 9 年出生	脾（土）	肝（木）	腎（水）

弱臟：心

中醫認為心與小腸互為表裡[1]。

一旦心有問題，小腸也會出狀況；小腸有問題時，心也會有狀況。「心」掌管的人體組織及功能包含：心臟、血液、血管、神志（精神、意識、思維）、舌頭、面色、眼睛、語言、應答、肢體活動姿態、汗液……等。

「小腸」掌管的人體組織及功能包含：小腸、十二指腸，以及大小便的水液量……等。

弱臟：肝

中醫認為肝與膽互為表裡。

1 **互為表裡：**中醫認為人體中五臟六腑會互相影響，一臟對應著一腑，彼此相輔相成，相互轉化。

「肝」掌管的人體組織及功能包含：肝臟、眼睛、淋巴結、子宮、乳房、四肢之筋、指甲、淚液、疏洩、血液儲藏，血與體液的分布、輸送與代謝，協調脾胃功能、情緒……等。

「膽」掌管的人體組織及功能包含：膽、膽汁……等。

弱臟：脾

中醫認為脾與胃互為表裡。**後天之本在脾，脾胃好、營養夠，免疫力自然強、身體健康**。

「脾」掌管的人體組織及功能包含：脾臟、運化食物與水液、固攝[2]、思慮、涎（稀薄口水）、全身肌肉、嘴唇、味覺……等。

「胃」掌管的人體組織及功能包含：胃、初步消化……等。

弱臟：肺

中醫認為肺與大腸互為表裡。

「肺」掌管的人體組織及功能包含：所有呼吸系統（肺、氣管）、皮膚、鼻涕、體毛、鼻子、嗅覺，將營養布散到全身到達皮毛，調節毛孔開闔、排汗、清肅下降[3]，輔助心臟推動和調節血液運行……等。

「大腸」掌管的人體組織及功能包含：大腸、大便功能……等。

弱臟：腎

中醫認為腎與膀胱互為表裡。

---

2 **固攝：**防止內臟下垂，血溢出血管之外。

3 **清肅下降：**斂縮、萎縮之意。中醫認為肺臟的功能在於斂縮體內水液和氣之後，再往下降。例如將吸進肺的氣往下降；將水分往下降至膀胱。

「腎」掌管的人體組織及功能包含：腎臟、生長、發育、生殖、水液代謝、骨髓、脊椎、腦髓、頭髮、耳朵、生殖器、骨頭、牙齒、唾（濃稠口水）……等。

「膀胱」掌管的人體組織及功能包含：膀胱、小便功能……等。

以上弱臟所掌管之功能只是好發疾病，並非全部相關疾病都會發生，如果後天保養得當，可能只會罹患一、兩種或都不會發生，如果後天過度耗損，則可能會同時罹患數種疾病。

五運六氣之五因素

距今大約兩千多年前（另有學者認為可能更早）的戰國初期，《黃帝內經》中有一套「五運六氣」的氣象學說，即當時中醫觀察氣候特性並結合人體的生理活動及病理現象，進一步研究發展成一套非常精準的「氣象醫學」。透過「五運六氣」對氣候特質的了解，更能歸納出每個人的先天體質[4]。

4 **先天體質：**或許會有人提出疑問，同時出生的人，生在大陸型氣候的北美大陸或是中國大陸，跟出生在南洋小島的人，先天體質也會一樣嗎？答案是肯定的。這裡說的氣候不僅僅指氣象報導的，大氣層的氣流與水氣、氣壓交互作用之下產生的氣候狀態，而是與當時整個地球的磁場，甚至宇宙的磁場有關。古時候的中醫學者稱此現象為「天氣」與「地氣」的交合；天指蒼穹宇宙；地指地球，我們生活在天地之間，所以同時受到「天氣」與「地氣」的影響，因而產生出自己的專屬體質。因此，除非是生在外星球（地氣不同），否則同年同月同日同時出生的，其先天體質都是一樣。

「五運六氣」簡稱「運氣」[5]，從五行而來。五行就是「木、火、土、金、水」五種物質。五行學說乃將事物的狀態，以五種特質的特性做類比，或作為推論演繹的方法。對人體來說，也是將人體的各種組織、功能，歸納為以五臟為中心的五個生理系統。五行學說不是一套靜止、孤立的系統，而是有相生相剋、相互協調平衡、整體性、統一性的系統。

五行與五臟：肺屬金，腎屬水，肝屬木，心屬火，脾屬土。

五行相生：金生水，水生木，木生火，火生土，土生金。

「生」即有助於、促成的意思。例如金生水，表示燥金有助於寒水的形成；套用於五臟的相生關連，則表示肺氣有助於腎水的形成，以及促進腎水之功能。也就是說肺氣充足的時候，則腎系統功能健全，也就比較不容易罹患相關疾病。

五行相剋：金剋木，木剋土，土剋水，水剋火，火剋金。

剋即是抑制、減弱的意思。例如金剋木，表示燥金能抑制風木的形成；套用於五臟的關連，則表示肺之氣會抑制、減弱肝疏洩（疏通暢達）的功能，導致肝氣鬱結，即肝氣鬱積在胸口。

五運

所謂「五運」，即利用五行相生的原則，配合天干來推算五種不同的年運。在十個天干（即每十年）中，每逢甲年和己年氣候皆屬土，每逢乙年和庚年氣候皆屬金，每逢丙年和辛年氣候皆屬水，每逢丁年和壬年氣候皆屬木，每逢戊年和癸年氣候皆屬火，因此各有兩年分別屬於五行中的一行。規律如表2-2。

如此依照五行相生的原則循環不已，便一共產生了五種不同的年運，即土年、金年、水年、木年、火年，其順序是土↓金↓

5 **運氣**：現在說的「運氣」一詞，以及「好運」、「壞運」，即是從五運六氣衍生而來的。正因為五運六氣這種天時，會影響人體的健康，繼而影響一個人的思考力、決策力以及行動力；所以當天時條件好時，人們做什麼事都容易成功而順利；當天時條件不佳或相剋時，則凡事較不順利。因此後人以「運氣」、「好運」、「壞運」來形容個體當下遇事、處事的態度。

表 2-2 各天干對應的五行規律

五行	土	金	水	木	火	土	金	水	木	火
天干	甲	乙	丙	丁	戊	己	庚	辛	壬	癸

水↓木↓火↓土↓金↓水↓木↓火。

《黃帝內經》的〈素問．天元紀大論〉有明載：「甲己之歲，土運統之；乙庚之歲，金運統之；丙辛之歲，水運統之；丁壬之歲，木運統之；戊癸之歲，火運統之」即此意。

而每一運有一個「太過之年」和一個「不及之年」，且是逢「雙」年為太過之年，逢「單」年為不及之年。例如二〇一〇年是雙數年，是太過之年，二〇一一年是單數年，也就是不及之年，如表2-3。

表 2-3　各年的五行走運

西元年	天干地支[6]	五行走運
2010	庚寅	金（太過）
2011	辛卯	水（不及）
2012	壬辰	木（太過）
2013	癸巳	火（不及）
2014	甲午	土（太過）
2015	乙未	金（不及）
2016	丙申	水（太過）
2017	丁酉	木（不及）
2018	戊戌	火（太過）
2019	己亥	土（不及）

這也就是大自然的平衡力量，這些平衡力量在糾正地球天氣變化，防止過激或過偏以致走向滅亡。比如當某一年天氣變化太劇烈，這些力量就會使下一年的變化暖和，如此萬物才能生長，人類才可以生存。當該年運出現時，那一年的氣候就有這一行的特點，比如**「火」年偏暑熱，「水」年較寒冷，「土」年多雨潮溼，「金」年乾燥，「木」年多風。但木太過之年，風多且強，木不及之年，則風少或風力弱**。

依照氣候影響體質的理論，可以得知各年運出生的人之體質。（見表2-4）

因為五運只能描述每「年」天氣的變化特點，一年之內更詳細的天氣變化，還需要再小一級的概念來描述，於是古人依據對天象的觀察，歸納出「六氣」的觀念。

---

6 **天干地支：**古人用於推演立法及計時（時、日、月、年）的工具或符號，最早見於夏朝的曆法。
- 天干：甲、乙、丙、丁、戊、己、庚、辛、壬、癸。
- 地支：子、丑、寅、卯、辰、巳、午、未、申、酉、戌、亥。

表 2-4　各年運的體質

出生年運	體質（依年運的「太過」與「不及」，有影響的強弱之分）
火年出生的人 例如 1958、1963、1968……	體質帶火氣而偏熱，特性為體溫高、面紅、眼睛紅、多汗、怕熱、代謝快、易便祕……等。
水年出生的人 例如 1956、1961、1966……	體質帶水氣而偏寒，特性為四肢冰冷、體溫低、吃東西沒有味道、少汗、尿少、代謝慢、血液循環差、易拉肚子……等。
土年出生的人 例如 1959、1964、1969……	體質帶土氣而偏溼，特性為腹脹、停食、上吐、下瀉、四肢不舉、全身倦怠、容易發胖、消化系統差……等。
金年出生的人 例如 1960、1965、1970……	體質偏燥，特性為皮膚過敏發癢、氣喘、呼吸系統較弱、排便不順……等。
木年出生的人 例如 1957、1962、1967……	體質帶偏風動，特性為容易緊張、怕冷、胸悶、無汗、尿少、大便困難、腹痛、脇肋痛、月經不順……等。

※：欲知自己的先天體質，只要掃描第四頁的 QR 碼即可登入程式，登入後填寫個人相關資料，程式就會自動分析出來。

六氣

「六氣」不同於四季或是節氣，它是以「風、熱、暑、溼、燥、寒」六種不同特質來描述氣候概況，分別命名為「厥陰風木」（風）、「少陰君火」（熱）、「少陽相火」（暑）、「太陰溼土」（溼）、「陽明燥金」（燥）、「太陽寒水」（寒）。

「厥陰風木」的「風」字，代表多風；「少陰君火」和「少陽相火」都有「火」字，分別代表熱和暑（暑比熱更為炎熱）；「太陰溼土」的「溼」字，代表潮溼；「陽明燥金」的「燥」字，代表乾燥；「太陽寒水」的「寒」字代表寒冷。

此外，從六氣的命名也可看出其五行屬性：「厥陰風木」屬木、「少陰君火」屬火、「少陽相火」屬火、「太陰溼土」屬土、「陽明燥金」屬金、「太陽寒水」屬水。

厥陰風木（風）：約國曆二月四日～四月五日之間。

少陰君火（熱）：約國曆四月六日～六月五日之間。

少陽相火（暑）：約國曆六月六日～八月五日之間。

太陰溼土（溼）：約國曆八月六日～十月五日之間。

陽明燥金（燥）：約國曆十月六日～十二月五日之間。

太陽寒水（寒）：約國曆十二月六日～二月三日之間。

以上六氣名詞為運氣學專有，分屬一年當中的初之氣、二之氣、三之氣、四之氣、五之氣、六之氣。相較於大家熟悉的四季，六氣對於氣候的描述更細膩，且都對相對應的五臟有所影響，整理如下表2-5。

透過五運六氣，我們可以

表2-5　六氣對應的氣候

六氣	國曆時間	主要氣候特性	對應四季	影響五臟
初之氣	2/4 ～ 4/5	厥陰風木	春，春天多風、草木開始發芽。	肝
二之氣	4/6 ～ 6/5	少陰君火	初夏，夏天開始發熱。	心
三之氣	6/6 ～ 8/5	少陽相火	夏，草木茂盛、天氣炎熱。	心
四之氣	8/6 ～ 10/5	太陰溼土	長夏，高溫多雨。	脾
五之氣	10/6 ～ 12/5	陽明燥金	秋，秋高氣爽、田野山野處處金黃。	肺
六之氣	12/6 ～ 2/3	太陽寒水	冬，流水結冰、一派寒氣。	腎

輕易地知道每一年各氣的氣候特性，若再搭配上每個人本身的體質，就能夠精準地算出每個人在哪一年中，身體機能的運作如何，容易好發什麼疾病。了解之後再經過適當補養，就能夠有效預防疾病的發生。

運氣學的五因素

氣候影響人的體質，氣候又是受哪些變因所影響？一**年當中影響氣候的變因總共有五因：年運、司天、在泉、主氣、客氣**。同理可知，氣候對於人體先天體質的影響，也是透過這五因來決定。

1. 年運：即金、水、木、火、土五種年運，逢雙年為太過之年，逢單年為不及之年。

2. 司天：一年中，掌管上半年（初之氣到三之氣）的天氣狀況。

3. 在泉：一年中，掌管下半年（四之氣到六之氣）的天氣狀況。

4. 主氣：每年都在固定時段出現並影響氣候的特質，不會隨時間改變，所以稱其為「主」。

5. 客氣：每年都會變換輪替的一種氣候特質，所以稱其為「客」，表示它就像客人一樣來去不定。

在運氣學中，「主氣」和「客氣」跟「司天」、「在泉」一樣，都以六氣（即厥陰風木、少陰君火……等）的特質來描述。

《黃帝內經》中的〈素問．五運行大論〉篇歸納了十二地支週期中，上半年與下半年氣候的規律。以下頁表2-6來表示。

這套老祖先預測氣候的智慧，至今仍然準確。用這個原則，你可以預測未來各年的氣候概況。例如二〇二一年是辛丑年，天干逢辛年，年運為水不及，三之氣溼蒸相搏雨乃時降。（見表2-7）

當然，我們不僅可以了解及預測出每一年的氣候概況，還可以知道自己的先天體質及後天疾病之發作如何受天氣影響。

例如，原本肝氣不足的人如氣鬱、血瘀者（月經不順、經痛、閉經、乳房或胸部兩側脇邊部位腫脹、腫瘤……等），在厥陰風木（風）時（例如二〇一三年上半

表 2-6 十二地支週期的氣候規律

地支年	上半年（司天）	下半年（在泉）
子、午	少陰君火（偏熱）	陽明燥金（乾燥）
丑、未	太陰溼土（潮溼）	太陽寒水（寒冷）
寅、申	少陽相火（炎熱）	厥陰風木（多風）
卯、酉	陽明燥金（乾燥）	少陰君火（偏熱）
辰、戌	太陽寒水（寒冷）	太陰溼土（潮溼）
巳、亥	厥陰風木（多風）	少陽相火（炎熱）

表 2-7 五運六氣的氣候特質

西元年	天干地支	五行年運	司天	在泉	氣候特質
2010	庚寅	金（太過）	少陽相火（暑）	厥陰風木（風）	全年氣候偏乾燥，下半年大風較多。
2011	辛卯	水（不及）	陽明燥金（燥）	少陰君火（熱）	上半年氣候偏涼，下半年氣候偏暖，雨水少。
2012	壬辰	木（太過）	太陽寒水（寒）	太陰溼土（溼）	上半年天氣偏寒，下半年風多又有雨溼。
2013	癸巳	火（不及）	厥陰風木（風）	少陽相火（暑）	上半年氣候多風，下半年氣候偏熱。
2014	甲午	土（太過）	少陰君火（熱）	陽明燥金（燥）	上半年偏熱，下半年偏溼。
2015	乙未	金（不及）	太陰溼土（溼）	太陽寒水（寒）	上半年氣候偏溼，下半年氣候寒冷。

年），能夠得到木氣補充而令身體較舒適，已發病者會覺得病情好轉；原本肝氣就平均的人，身體反而會產生不適感；原本就肝氣太過的人例如肝陽上亢者（頭目脹痛、面紅耳赤、易怒等），則會更過，已發病者會覺得病情加重。

身體八卦

我運用「易經醫學」與「五運六氣天氣醫學」兩大學理，找出人體先後天體質帶來的好發疾病，並結合易學，將人體的體質化為「體質卦象」，幫助患者了解自己的「先天體質」（尤其是心、肝、脾、肺、腎中功能較弱的先天弱臟），和「先天體質偏性」（受出生當時的氣候特質影響），以便平時就做好保養的工作，防範疾病於未然。

首要之務就是找出自己身體所屬的「體質卦象」。這個計算方法雖然有點複雜，但我已請軟體工程師寫成簡單的APP程式，如果想快速找到自己的體質卦象，可以透過第四頁附的 QR Code 或網址，輸入你的出生年月日，就能輕鬆算出你的身體八卦。

有興趣自己動動腦計算的人，可利用以下算法，來找出體質卦象。在此先說明，這和傳統的八字論命是沒有關係的，僅是利用易學，了解身體的質性。

計算之前，需先介紹十天干：甲、乙、丙、丁、戊、己、庚、辛、壬、癸。尋找身體八卦時只會使用到「天干」，「地支」則不使用，其中甲、丙、戊、庚、壬本為陽爻，但劃身體八卦時屬於陰爻（--），乙、丁、己、辛、癸則是陰爻，劃卦身體八卦時為陽爻（—）。以上劃卦法為筆者長期臨床觀察所得。（見表2-8）

舉例來說，A是丁未年、辛丑月、癸卯日、丁未時出生，這就是一般所謂的八字。排這個人的卦象時，須由下往上開始畫，下卦為年↓月↓日，亦即第一爻為年，第二爻為月，第三爻為日；上卦為月↓日↓時，亦即第四爻為月，第五爻為日，第六爻為時。下卦代表一到三十六歲，上卦則代表三十六歲以後。以A來說，排出來的上卦與下卦皆為「乾卦」。（見圖2-1）

再舉一個例子：B是癸亥年、己未月、丙午日、丁酉時出生，同樣下卦為年

表 2-8

甲 丙 戊 庚 壬	→ 陰爻（--）
乙 丁 己 辛 癸	→ 陽爻（—）

↓月↓日，就可得出「癸」是陽爻（⚊），「己」是陽爻（⚊），「丙」是陰爻（⚋），以上代表一至三十六歲（下卦），代表三十六歲以後的上卦則是「己」為陽爻（⚊），「丙」為陰爻（⚋），「丁」為陽爻（⚊）。於是得出B的下卦為兌卦，上卦為離卦。（見圖2-2）

找出自己的體質卦象會對我們的健康非常有幫助。以下針對八種體質卦象分別說明。

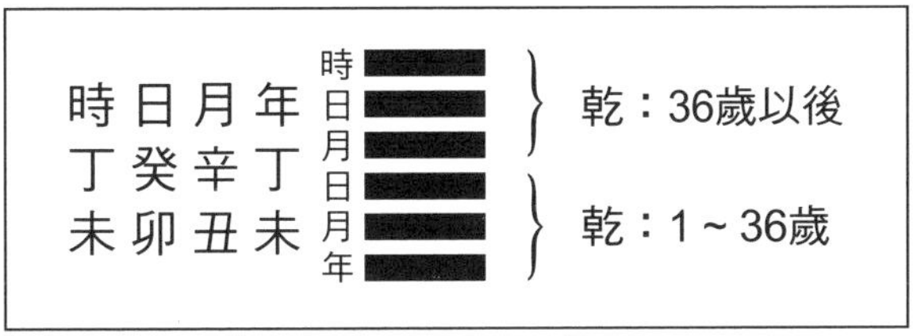

圖2-1　範例A

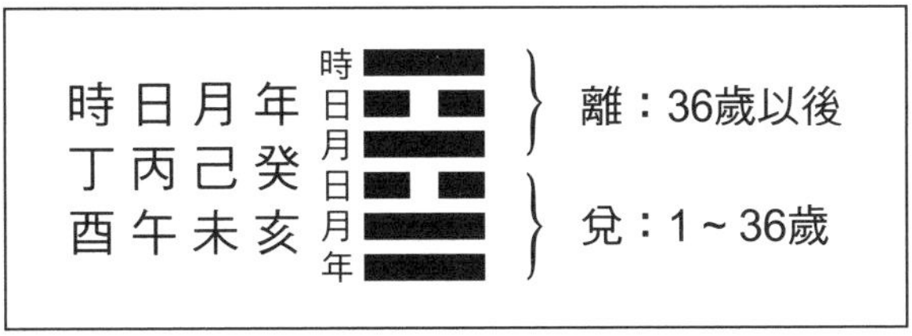

圖2-2　範例B

乾卦體質 ☰

乾卦，是由三條陽爻（⚊）組成的。在易經八卦中，「乾」為天，是第一卦，代表剛健、掌控的意思，有這種卦象的人，會想掌控一切。至於卦象的定義是什麼呢？除了前述範例A的上下卦都是乾卦，只要上卦、下卦其中一卦是乾卦的，都屬乾卦體質。

乾卦體質代表的身體部位及症狀

頭：頭痛、頭暈、注意力不集中、腦中風、失智症。

骨：骨質疏鬆症、易骨折、骨癌。

肺：流鼻血、慢性鼻炎、過敏性鼻炎、肺病。

兌卦體質 ☱

兌為一陰於二陽之上，乃池中積水之象，故稱為「澤」。在學習八卦的過程中，除了《易經》裡面的經典及解說之外，不妨依據卦象說明發揮想像力，而兌卦象上有一個開口，所以跟口腔有相當大的關係，臨床上也常看到口腔癌的患者有兌卦的象。

兌卦體質代表身體部位及症狀

口：口腔炎、口腔疾病、口腔癌。

胸：胸部腫瘤、乳癌。

肺：咳嗽、呼吸道疾病。

其它症狀：易疲倦、精神耗弱、憂鬱。

離卦體質 ☲

離卦屬火，因卦象中間是空的，有網路、通道之象，可以想像成身體中的許多管路。

很多人說離卦是火，代表心臟，但臨床案例研究觀察這麼久，我們發現並不是代表心臟，而是身體中有管子的部位，例如胃、腸子、血管、膽囊、肝臟、乳房、子宮、卵巢、攝護腺、腎臟、膀胱……等。

離卦體質代表身體部位及症狀

眼：白內障、青光眼。

膽：膽囊疾病、膽管腫瘤。

自律神經：精神疾病，因精神壓力造成的頭痛。

其它疾病及症狀：口苦、失眠、血液疾病、腫瘤、淋巴疾病，以及身體有管子的部位都會受影響，如胃、腸、子宮、卵巢、攝護腺……等。

巽卦體質 ☴

巽卦是屬於變化多端的卦，上面兩個陽爻，下面一個陰爻，巽屬風，變化很快，所以巽卦人的情緒變化快，容易發脾氣，情緒的抒解是非常重要的。不過，巽卦人平時身體狀況也較好，精力無窮。

巽卦體質代表身體部位及症狀

肝膽：肝膽疾病。
眼睛：眼睛疲勞、痠澀。
呼吸氣管：易感冒傷風。
骨頭：關節炎、肌肉痠痛。
其他症狀：體臭（年紀越大越重）、口臭、神經痛。

震卦體質☳

坊間許多書籍常論震卦代表肝膽，但臨床上印證卻是主心臟。而心主神明，神明代表我們的大腦、意識、想法、思考，在中醫來說，心主血脈，其華在面，所以震卦的人身體好不好，看臉色就可以知道。

震卦體質代表身體部位及症狀

心臟：心臟病、心悸、肝病。

情緒：憂鬱症、躁鬱症、自律神經失調。

其他症狀：手腳易麻、甲狀腺亢進、癲癇。

坤卦體質 ☷

坤卦是由三個陰爻組成的，看起來就像是中間有一根管子，因此和腸胃有很大的關係。而腸子會在東西吃進去以後，再分泌消化液去攪拌，所以在中醫裡，坤卦也代表「放鬆」的意思。

坤卦體質代表的身體部位及症狀

腸胃：便祕、脹氣、腹瀉、胃潰瘍。

其他症狀：四肢瘦、唇乾、易犯睏（脾溼導致）、食慾不振、水腫、虛胖、頭暈目眩（腸胃不適導致）。

坎卦體質 ☵

坎為「水」，通常坎卦人動作慢，忘性也比較大，因為腎主骨，腎主髓海，代表大腦，而坎卦上面跟下面都是陰爻，只有中間是陽爻，跟中醫講的理論完全吻合，代表腎陽、腎陰，所以坎卦是有陰陽的，陰中求陽，陽中求陰，這就是坎卦。

坎卦體質代表的身體部位及症狀

腎臟疾病：慢性腎炎、腎臟病……等。
膀胱疾病：尿頻、尿急、尿痛……等。
耳朵疾病：耳痛、耳鳴……等。
婦科疾病：子宮肌瘤、月經不調……等。
男性生殖疾病：腎虛。
其他疾病：毛髮疾病、性病、糖尿病。
其它症狀：面色發黑無光澤、忘性大、動作不靈活、遲緩無力、腰痠、肛門有下墜感，若感冒容易久咳不癒。

艮卦體質 ☶

艮為山也，上面一個陽爻，下面兩個陰爻，與胃、小腸吸收有關，上面的陽爻尤其重要。中醫講腐熟水穀[7]，胃主受納，必須要靠上面（陽爻）的陽氣，等於是鍋子底下的火燒得越旺，食物就容易煮熟；如果下面的火不夠，裡面的食物不容易熟，不好消化。而胃是我們身體裡的一個源頭，食物進來以後，如果胃氣強、火（陽氣）夠旺，就可以將食物燉得很爛，讓小腸好吸收，提供人體需要的營養及能量。

艮卦體質代表的身體部位及症狀

鼻：過敏。

胃：

- 胃氣虛表現：心悸、沒有食慾、吃一點就脹、餐後噯氣、反酸、打嗝、胃氣脹、胃脘疼、噁心上湧、嘔吐不止。
- 胃氣強表現：消化過快，飯後不久就餓。

腹部腫瘤：胃癌、肝癌、膽囊癌、腸癌、胰臟癌……等。

其它症狀：肩膀痛、腰腿無力。

臨床上發現艮、坤、乾卦三種體質易得腫瘤，尤其以下四種人更要小心。（見圖2-3）

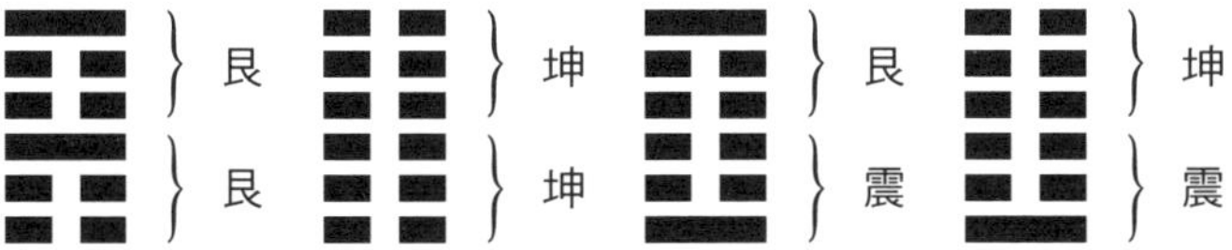

圖 2-3 易得腫瘤的八卦體質

7 腐熟水穀：水穀等食物經過胃的消化形成食糜。

易經密碼

曾有患者問我，他跟雙胞胎哥哥用八字排出來的卦象一模一樣，兩人的疾病及症狀卻完全不一樣，為什麼呢？這就和這章節的內容有關，但解說之前仍要強調，在此運算過程中的八字只當工具用，跟傳統八字學所說的神煞、用神[8]等都沒有關聯，特此說明以避免造成混淆。

何謂易經密碼？

人出生的時候，老天爺就在我們身上烙印了一些痕跡，在國外叫DNA，我稱之為「易經密碼」。同一時辰出生的雙胞胎，疾病卻不一樣，是因在探詢身體運作的奧祕時，身體卦象只是第一扇門。就如八字學有命與運的不同，身體的密碼中也藏著一套「五運六氣」的運作原理。

簡單來說，就是每個人的體質會受出生時的氣候影響，氣候燥熱時出生的人體質會偏熱，氣候寒冷時出生的人則偏寒，再加上種種精微的變化，形成中性、偏陽偏陽虛、偏熱偏陰虛等先天體質。

舉例來說，我是一九六〇年三之氣出生，所以我的五運六氣是28＋、115、28、115／17。出生時有兩個115（火），一個17（火），合起來共三個，表示先天體質有三個火，但39是零個，表示沒有水，因此體質為「偏熱偏陰虛」，以上是五運六氣的講法。

如果要更深入一點，我的八字裡面，水有四個，土一個，金一個，木一個，火一個。綜合這兩個項目來看，水四個，水剋火，所以我最虛弱的地方，其實是「火」。而且，我的體質是腎陰虛[9]，腎陰虛當然導致心氣虛，如果綜合五運六

---

8 **神煞、用神**：皆為八卦命理的專用術語，神煞是用以推斷一個人命運吉凶的工具，用神則是補足八字不足，對命局有補救作用的五行。

9. **腎陰虛**：腎陰即是腎臟中的津液，有潤澤作用，是人體重要體液，腎陰虛為腎臟陰液不足，而導致虛火等各種身體症狀。

氣得出的「陰虛燥熱」體質，陰虛體質又無水，但是從身體密碼來看是腎陰虛，所以身體密碼直接指出我最弱的臟器是「腎」這個部位。

從易經得出的身體密碼

基本上，我們出生時的年、月、日、時，這組天干地支，就是我們的身體健康密碼。

天干

甲、乙↓木
丙、丁↓火
戊、己↓土
庚、辛↓金
壬、癸↓水

地支

寅、卯→木
巳、午→火
申、酉→金
亥、子→水
辰、戌、丑、未→土

五行相生：金→水→木→火→土→金
五行相剋：金→木→土→水→火→金

這組密碼可以用於身體健康和運氣（指五運六氣）上的運算，也可以讓我們了解自己，包含體質屬性、先天弱臟或身體哪裡虛等。例如，我生下來就是腎陰虛，基本上陰虛是我的體質特性，腎的部分就是我生下來最弱的臟器。

所以，我在看病時除了把脈，也會從患者一進來就開始觀察，包含臉色、氣

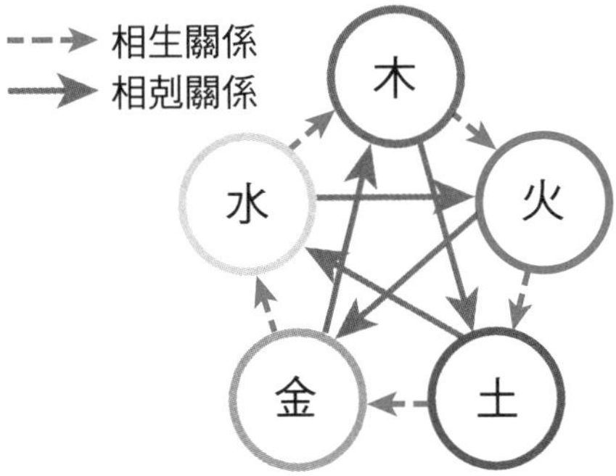

圖 2-4：五行

色、聲音，這些都可以看出患者當時呈現出的病況。當然，這些變化只能代表患者當時的狀態，並不代表一輩子都會是這樣子，仍要綜合身體密碼，才能更精準地判斷造成這些病況的原因，並了解其作息、飲食，進而對症下藥。

人出生時的天干地支中包含了許多宇宙的訊息密碼，這些密碼透露著身體的狀況，包含出生時帶來哪些問題，體質屬於什麼特性，以及身體比較弱的地方。如果某個時間點的密碼與自己身體中的密碼加乘，更可能對某個部位造成嚴重影響。因此，《黃帝內經》也提到，如果知道自己的體質，也明白天氣運轉與體質相生相剋，就能理解身體為何會在某個時間點產生極端變化，例如可能產生腫瘤，或是突發性的腦中風、心肌梗塞等。

至於如何得知自己的身體密碼，我已把複雜的算式交給軟體工程師，寫出簡單的運算APP，你只要掃描第四頁的QR code，輸入個人資料，即可快速得知。

癌症坎點（八字破局）

孔老夫子所著《易傳》[10]中的一段話：「仰以觀於天文，俯以察於地理，是故知幽明之故；原始反終，故知死生之說」，也就是說，由於伏羲氏多年觀測天文、地理，審視萬事萬物，隨時間變化規律，得到了無形與有形之間的現象，知曉了開始與終了的規律，於是便可以剖析出生死之間的內在聯繫。《易經》預測學是通過運算而知其結果的，是計算出來的，而絕非像一般人所認為，算命是瞎猜，只是《易經》是利用文學運算來完成推理、計算的。我從數十萬筆死亡案例發現這些人

10 **《易傳》**：《易經》分為《經》和《傳》兩部分。《經》主要是六十四卦和三百八十四爻，相傳為伏羲和周文王所著，《傳》則為《經》的補充與解釋，內容共收錄十篇，又稱為十翼。史記中有記載孔子作《易傳》之說，但真實作者目前尚無定論。

絕大部分都死於「坎點」，也就是他（她）的命局破局。

打個比方說：每個人的命局（八字和五運六氣）像一艘船，這艘船注定要在風浪中渡過一生，隨著時間變化，有時風平浪靜、有時狂風暴雨、波濤洶湧，如果這艘船無法避過這波濤洶湧，就有可能傾覆，而船傾覆的時間就是人死亡的時間。大運流年和五運六氣恰似波浪，每個人每一年處在不同的大運、流年和五運六氣中，等於每艘船在不同的年月，處在不同的風浪中，《易經》預測學的核心技術，就是計算風浪的大小，以及每個人對風浪的承受能力，有的人是一個長壽的命局，面對風浪時承受力高；有的人命局有「缺陷」，一遇到大的風浪，船便容易傾覆。前者長壽，而後者則容易夭折。以下舉幾個例子說明：

案例1

我喜歡的明星尤·伯連納的命局。尤·伯連納出生於一九二〇年七月十一日，於一九八五年十月十日。

尤．伯連納屬於強金，他需要水和木去洩金，土和金不利[11]，火如生太多土也不弱（火生土）。他是老菸槍，因此得了肺癌。他去世前，拍了一個電視廣告，叫人不要像他一樣吸菸，他在一九八五年去世，時年六十五歲，此時大運己丑，上下皆是土，土太多生金。土易形成腫瘤，金又是肺，於是肺癌就出來了。他去世那年又是乙丑牛年屬土，十月丙戌屬狗，又是土，丑戌未三刑；去世那一天又是壬午日，火生土，土太旺因而死於癌症。五運六氣中，五臟有三臟木火過旺超標，而肺金不足、木火刑金，以致命局大破局而過世。

11 **不利**：臟腑的機能不足或太過皆稱為不利。

表 2-9 尤．伯連納的八字

年	月	日	時
庚	癸	庚	己
申	未	午	卯

9	19	29	39	49	59	69
甲	乙	丙	丁	戊	己	庚
甲	酉	戌	亥	子	丑	寅

案例2

奧莉薇亞・紐頓－強（Olivia Newton-John），一九四八年九月二十六日出生，一九九二年診斷出乳癌，她進行手術和化療，翌年康復。

她日主為木，金月出生；因此她是弱木，需要水和木。木在中醫來說走肝經，包含了甲狀腺、乳房、肝膽、子宮、卵巢、（男性）前列腺。在一九九二年她四十四歲大運是丁巳火運，一九九二年是猴年，壬申年，造成寅巳申三刑，大運與日支冲，五運六氣火超標，金不足（代表皮膚和外物），「癌坎」排名前三名，是以被診斷出乳癌。

＊　＊　＊

人的一生好像跑跨欄，在跑道上，所有的欄距是相等

表 2-10　奧莉薇亞・紐頓－強的八字

年	月	日	時
戊	辛	甲	丁
子	酉	寅	卯

6	16	26	36	46	56
庚	乙	戊	丁	丙	乙
甲	未	午	巳	辰	卯

的，跨欄的高低也是相同的。而生命跑道上的「欄」則距離不等，高低不等。這些欄就是命運的「坎點」，人活一輩子要跨越數個坎。小的坎，不涉及生死；中的坎、大的坎就要一看命、二看運、三看風水、四要看積德行善，還是作惡多端。《易經》認為人生天地間有因果報應、惡有惡報，善有善報，也是《易經》所宣揚的一種思想。

現代人類正處於一個經濟突飛猛進的時代，經濟發展必然會不斷地衝擊人們的道德底線，有人說：經濟的發展是以道德的喪失為代價，社會上出現賣假油、假牛奶等損害人體健康的產品，貪官出賣良知，瘋狂地掠奪財富，兒女殺死父母，虛假廣告、消息天天可見，五花八門的詐騙屢見不鮮……等，都會使道德底線下降。《易經》的社會價值在於它在提升人類社會道德底線，《易經》的預測學在幫助人們預測未來的同時，也不斷地告誡人們，要棄惡從善，多做善事，勿以惡小而為之，勿以善小而不為。

我在臨床上研究發現，命運中「坎」的位置，還有「坎」的高低是固定的，無法改變，但心有善念和行善多積陰德，就能改變一個人跨越「坎」的能力，所以多行善事，就能跨越更高的「坎」，就可以改變命運，並能夠延長人的壽命；反之如果一個人做了許多壞事，就可能減少他跨越「坎」的能力，死於不大的坎上，而我們大數據的團隊，就在找出坎的位置，是大坎、中坎還是小坎。我們在數十萬筆死亡的案例中發現，絕大部分的人都死在「坎」上，也發現有的人死於不太高的「坎」上，有的人則死在很高的「坎」上，佛家說：「善有善報，惡有惡報，不是不報只是時候未到。」

坎點圖

1. 豬哥亮 1946.12.6（大腸癌）
確診日期 2014.5.30／死亡日期 2017.5.15

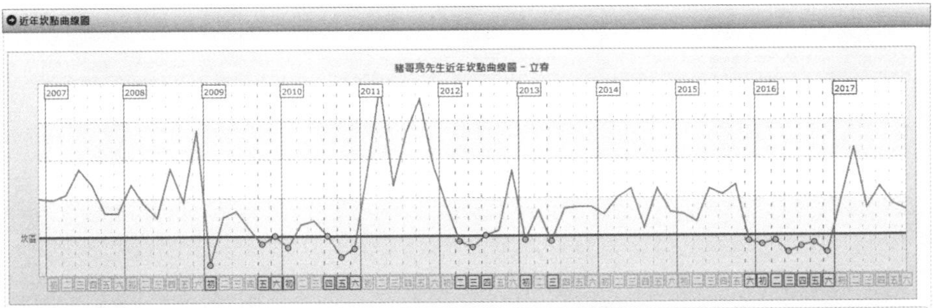

六氣時序表：

	2008	2009	2010	2011	2012	2013	2014	2015	2016	2017
初之氣	2/4 ~ 4/3	2/4 ~ 4/3	2/4 ~ 4/4	2/4 ~ 4/4	2/4 ~ 4/3	2/4 ~ 4/3	2/4 ~ 4/4	2/4 ~ 4/4	2/4 ~ 4/3	2/3 ~ 4/3
二之氣	4/4 ~ 6/4	4/4 ~ 6/4	4/5 ~ 6/5	4/5 ~ 6/5	4/4 ~ 6/4	4/4 ~ 6/4	4/5 ~ 6/5	4/5 ~ 6/5	4/4 ~ 6/4	4/4 ~ 6/4
三之氣	6/5 ~ 8/6	6/5 ~ 8/6	6/6 ~ 8/6	6/6 ~ 8/7	6/5 ~ 8/6	6/5 ~ 8/6	6/6 ~ 8/6	6/6 ~ 8/7	6/5 ~ 8/6	6/5 ~ 8/6
四之氣	8/7 ~ 10/7	8/7 ~ 10/7	8/7 ~ 10/7	8/8 ~ 10/7	8/7 ~ 10/7	8/7 ~ 10/7	8/7 ~ 10/7	8/8 ~ 10/7	8/7 ~ 10/7	8/7 ~ 10/7
五之氣	10/8 ~ 12/6	10/8 ~ 12/6	10/8 ~ 12/6	10/8 ~ 12/6	10/8 ~ 12/6	10/8 ~ 12/6	10/8 ~ 12/6	10/8 ~ 12/6	10/8 ~ 12/6	10/8 ~ 12/6
六之氣	12/7 ~ 2/3	12/7 ~ 2/3	12/7 ~ 2/3	12/7 ~ 2/3	12/7 ~ 2/3	12/7 ~ 2/3	12/7 ~ 2/3	12/7 ~ 2/3	12/7 ~ 2/2	12/7 ~ 2/3

2. 姚貝娜 1981.9.26（乳癌）
確診日期 2011.4 月／死亡日期 2015.1.16

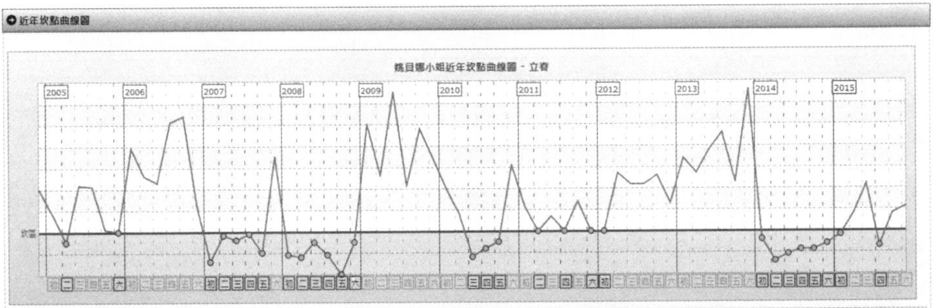

六氣時序表：

	2006	2007	2008	2009	2010	2011	2012	2013	2014	2015
初之氣	2/4 ~ 4/4	2/4 ~ 4/4	2/4 ~ 4/3	2/4 ~ 4/3	2/4 ~ 4/4	2/4 ~ 4/4	2/4 ~ 4/3	2/4 ~ 4/3	2/4 ~ 4/4	2/4 ~ 4/4
二之氣	4/5 ~ 6/5	4/5 ~ 6/5	4/4 ~ 6/4	4/4 ~ 6/4	4/5 ~ 6/5	4/5 ~ 6/5	4/4 ~ 6/4	4/4 ~ 6/4	4/5 ~ 6/5	4/5 ~ 6/5
三之氣	6/6 ~ 8/6	6/6 ~ 8/7	6/5 ~ 8/6	6/5 ~ 8/6	6/6 ~ 8/6	6/6 ~ 8/7	6/5 ~ 8/6	6/5 ~ 8/6	6/6 ~ 8/6	6/6 ~ 8/7
四之氣	8/7 ~ 10/7	8/8 ~ 10/8	8/7 ~ 10/7	8/7 ~ 10/7	8/7 ~ 10/7	8/8 ~ 10/7	8/7 ~ 10/7	8/7 ~ 10/7	8/7 ~ 10/7	8/8 ~ 10/7
五之氣	10/8 ~ 12/6	10/9 ~ 12/6	10/8 ~ 12/6	10/8 ~ 12/6	10/8 ~ 12/6	10/8 ~ 12/6	10/8 ~ 12/6	10/8 ~ 12/6	10/8 ~ 12/6	10/8 ~ 12/6
六之氣	12/7 ~ 2/3	12/7 ~ 2/3	12/7 ~ 2/3	12/7 ~ 2/3	12/7 ~ 2/3	12/7 ~ 2/3	12/7 ~ 2/3	12/7 ~ 2/3	12/7 ~ 2/3	12/7 ~ 2/3

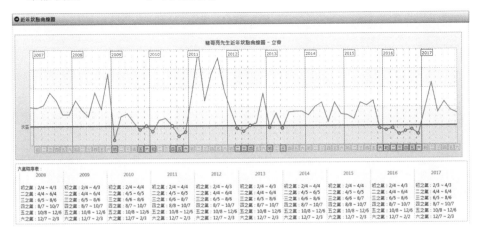

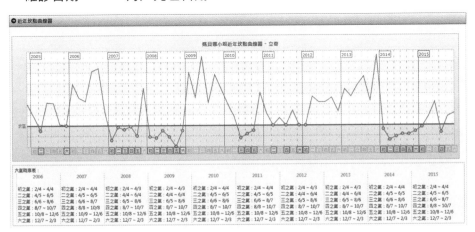

3. 馬如龍 1939.4.1（肺腺癌）
確診日期 2018.11 月／死亡日期 2019.6.9

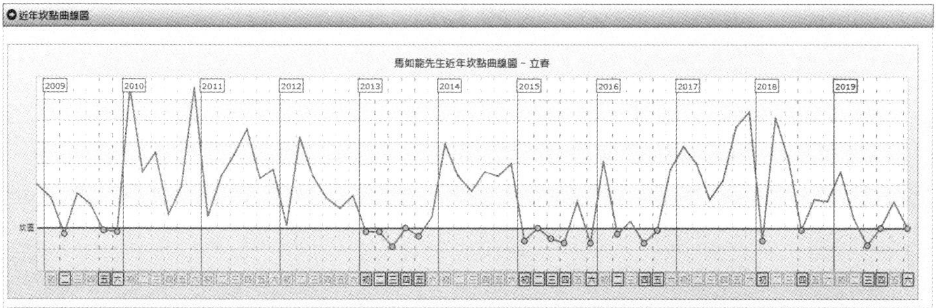

六氣時序表：

2010	2011	2012	2013	2014	2015	2016	2017	2018	2019
初之氣：2/4 ~ 4/4	初之氣：2/4 ~ 4/4	初之氣：2/4 ~ 4/3	初之氣：2/4 ~ 4/3	初之氣：2/4 ~ 4/4	初之氣：2/4 ~ 4/4	初之氣：2/4 ~ 4/3	初之氣：2/3 ~ 4/3	初之氣：2/4 ~ 4/4	初之氣：2/4 ~ 4/4
二之氣：4/5 ~ 6/5	二之氣：4/5 ~ 6/5	二之氣：4/4 ~ 6/4	二之氣：4/4 ~ 6/4	二之氣：4/5 ~ 6/5	二之氣：4/5 ~ 6/5	二之氣：4/4 ~ 6/4	二之氣：4/4 ~ 6/4	二之氣：4/5 ~ 6/5	二之氣：4/5 ~ 6/5
三之氣：6/6 ~ 8/6	三之氣：6/6 ~ 8/7	三之氣：6/5 ~ 8/6	三之氣：6/5 ~ 8/6	三之氣：6/6 ~ 8/6	三之氣：6/6 ~ 8/7	三之氣：6/5 ~ 8/6	三之氣：6/5 ~ 8/6	三之氣：6/6 ~ 8/6	三之氣：6/6 ~ 8/7
四之氣：8/7 ~ 10/7	四之氣：8/8 ~ 10/7	四之氣：8/7 ~ 10/7	四之氣：8/7 ~ 10/7	四之氣：8/7 ~ 10/7	四之氣：8/8 ~ 10/7	四之氣：8/7 ~ 10/7	四之氣：8/7 ~ 10/7	四之氣：8/7 ~ 10/7	四之氣：8/8 ~ 10/7
五之氣：10/8 ~ 12/6	五之氣：10/8 ~ 12/6	五之氣：10/8 ~ 12/6	五之氣：10/8 ~ 12/6	五之氣：10/8 ~ 12/6	五之氣：10/8 ~ 12/6	五之氣：10/8 ~ 12/6	五之氣：10/8 ~ 12/6	五之氣：10/8 ~ 12/6	五之氣：10/8 ~ 12/6
六之氣：12/7 ~ 2/3	六之氣：12/7 ~ 2/3	六之氣：12/7 ~ 2/3	六之氣：12/7 ~ 2/3	六之氣：12/7 ~ 2/3	六之氣：12/7 ~ 2/3	六之氣：12/7 ~ 2/2	六之氣：12/7 ~ 2/3	六之氣：12/7 ~ 2/3	六之氣：12/7 ~ 2/3

4. 黃霑 1941.3.16（肺癌）
確診日期 2001.4 月／死亡日期 2004.11.24

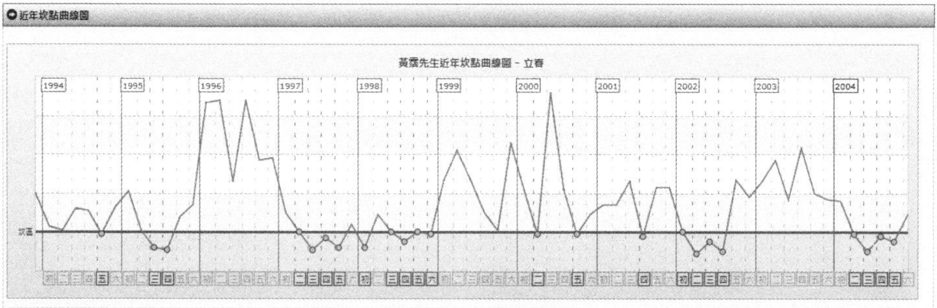

六氣時序表：

1995	1996	1997	1998	1999	2000	2001	2002	2003	2004
初之氣：2/4 ~ 4/4	初之氣：2/4 ~ 4/3	初之氣：2/4 ~ 4/4	初之氣：2/4 ~ 4/4	初之氣：2/4 ~ 4/4	初之氣：2/4 ~ 4/3	初之氣：2/4 ~ 4/4	初之氣：2/4 ~ 4/4	初之氣：2/4 ~ 4/4	初之氣：2/4 ~ 4/3
二之氣：4/5 ~ 6/5	二之氣：4/4 ~ 6/4	二之氣：4/5 ~ 6/4	二之氣：4/5 ~ 6/5	二之氣：4/5 ~ 6/5	二之氣：4/4 ~ 6/4	二之氣：4/5 ~ 6/4	二之氣：4/5 ~ 6/5	二之氣：4/5 ~ 6/5	二之氣：4/4 ~ 6/4
三之氣：6/6 ~ 8/7	三之氣：6/5 ~ 8/6	三之氣：6/5 ~ 8/6	三之氣：6/6 ~ 8/7	三之氣：6/6 ~ 8/7	三之氣：6/5 ~ 8/6	三之氣：6/5 ~ 8/6	三之氣：6/6 ~ 8/7	三之氣：6/6 ~ 8/7	三之氣：6/5 ~ 8/6
四之氣：8/8 ~ 10/8	四之氣：8/7 ~ 10/7	四之氣：8/7 ~ 10/7	四之氣：8/8 ~ 10/7	四之氣：8/8 ~ 10/8	四之氣：8/7 ~ 10/7	四之氣：8/7 ~ 10/7	四之氣：8/8 ~ 10/7	四之氣：8/8 ~ 10/8	四之氣：8/7 ~ 10/7
五之氣：10/9 ~ 12/6	五之氣：10/8 ~ 12/6	五之氣：10/8 ~ 12/6	五之氣：10/8 ~ 12/6	五之氣：10/9 ~ 12/6	五之氣：10/8 ~ 12/6	五之氣：10/8 ~ 12/6	五之氣：10/8 ~ 12/6	五之氣：10/9 ~ 12/6	五之氣：10/8 ~ 12/6
六之氣：12/7 ~ 2/3	六之氣：12/7 ~ 2/3	六之氣：12/7 ~ 2/3	六之氣：12/7 ~ 2/3	六之氣：12/7 ~ 2/3	六之氣：12/7 ~ 2/3	六之氣：12/7 ~ 2/3	六之氣：12/7 ~ 2/3	六之氣：12/7 ~ 2/3	六之氣：12/7 ~ 2/3

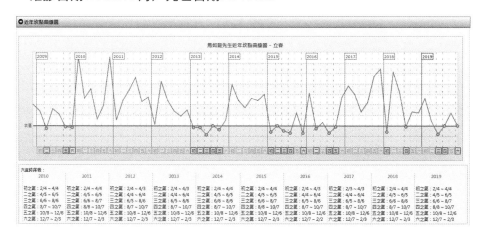

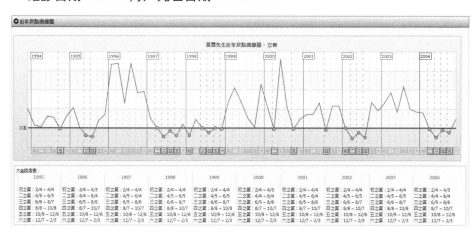

5. 查德威克‧艾倫‧鮑斯 1976.11.29（大腸癌）
確診日期 2016 年／死亡日期 2020.8.28

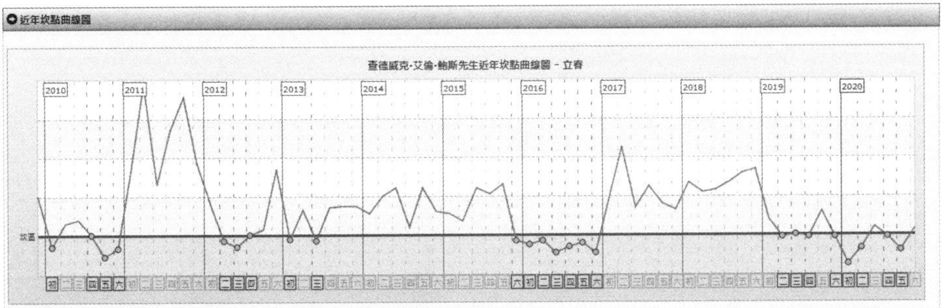

六氣時序表：

	2011	2012	2013	2014	2015	2016	2017	2018	2019	2020
初之氣	2/4 ~ 4/4	2/4 ~ 4/3	2/4 ~ 4/3	2/4 ~ 4/4	2/4 ~ 4/4	2/4 ~ 4/3	2/3 ~ 4/3	2/4 ~ 4/4	2/4 ~ 4/4	2/4 ~ 4/3
二之氣	4/5 ~ 6/5	4/4 ~ 6/4	4/4 ~ 6/4	4/5 ~ 6/5	4/5 ~ 6/5	4/4 ~ 6/4	4/4 ~ 6/4	4/5 ~ 6/5	4/5 ~ 6/5	4/4 ~ 6/4
三之氣	6/6 ~ 8/7	6/5 ~ 8/6	6/5 ~ 8/6	6/6 ~ 8/6	6/6 ~ 8/7	6/5 ~ 8/6	6/5 ~ 8/6	6/6 ~ 8/6	6/6 ~ 8/7	6/5 ~ 8/6
四之氣	8/8 ~ 10/7	8/7 ~ 10/7	8/7 ~ 10/7	8/7 ~ 10/7	8/8 ~ 10/7	8/7 ~ 10/7	8/7 ~ 10/7	8/7 ~ 10/7	8/8 ~ 10/7	8/7 ~ 10/7
五之氣	10/8 ~ 12/6	10/8 ~ 12/6	10/8 ~ 12/6	10/8 ~ 12/6	10/8 ~ 12/6	10/8 ~ 12/6	10/8 ~ 12/6	10/8 ~ 12/6	10/8 ~ 12/6	10/8 ~ 12/6
六之氣	12/7 ~ 2/3	12/7 ~ 2/3	12/7 ~ 2/3	12/7 ~ 2/3	12/7 ~ 2/3	12/7 ~ 2/2	12/7 ~ 2/3	12/7 ~ 2/3	12/7 ~ 2/3	12/7 ~ 2/2

6. 徐華鳳 1969.11.25（胃癌）
確診日期 2008.1 月／死亡日期 2011.12.6

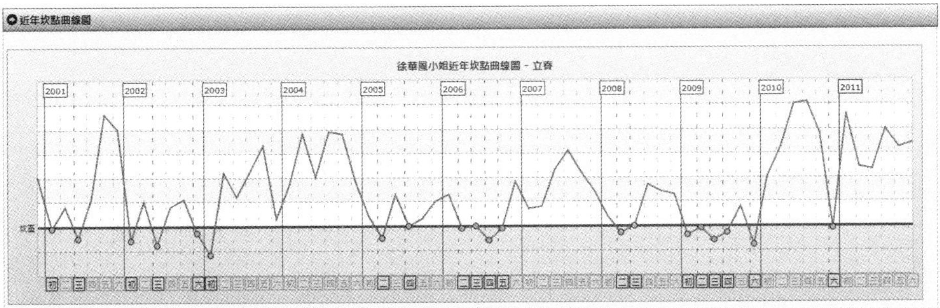

六氣時序表：

	2002	2003	2004	2005	2006	2007	2008	2009	2010	2011
初之氣	2/4 ~ 4/4	2/4 ~ 4/4	2/4 ~ 4/3	2/4 ~ 4/4	2/4 ~ 4/4	2/4 ~ 4/4	2/4 ~ 4/3	2/4 ~ 4/3	2/4 ~ 4/4	2/4 ~ 4/4
二之氣	4/5 ~ 6/5	4/5 ~ 6/5	4/4 ~ 6/4	4/5 ~ 6/4	4/5 ~ 6/5	4/5 ~ 6/5	4/4 ~ 6/4	4/4 ~ 6/4	4/5 ~ 6/5	4/5 ~ 6/5
三之氣	6/6 ~ 8/7	6/6 ~ 8/7	6/5 ~ 8/6	6/5 ~ 8/6	6/6 ~ 8/6	6/6 ~ 8/7	6/5 ~ 8/6	6/5 ~ 8/6	6/6 ~ 8/6	6/6 ~ 8/7
四之氣	8/8 ~ 10/7	8/8 ~ 10/8	8/7 ~ 10/7	8/7 ~ 10/7	8/7 ~ 10/7	8/8 ~ 10/8	8/7 ~ 10/7	8/7 ~ 10/7	8/7 ~ 10/7	8/8 ~ 10/7
五之氣	10/8 ~ 12/6	10/9 ~ 12/6	10/8 ~ 12/6	10/8 ~ 12/6	10/8 ~ 12/6	10/9 ~ 12/6	10/8 ~ 12/6	10/8 ~ 12/6	10/8 ~ 12/6	10/8 ~ 12/6
六之氣	12/7 ~ 2/3	12/7 ~ 2/3	12/7 ~ 2/3	12/7 ~ 2/3	12/7 ~ 2/3	12/7 ~ 2/3	12/7 ~ 2/3	12/7 ~ 2/3	12/7 ~ 2/3	12/7 ~ 2/3

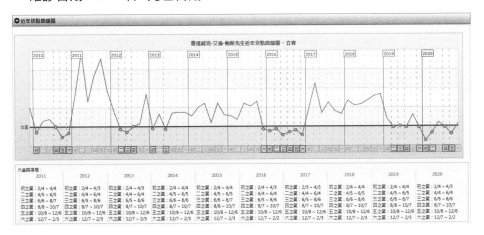

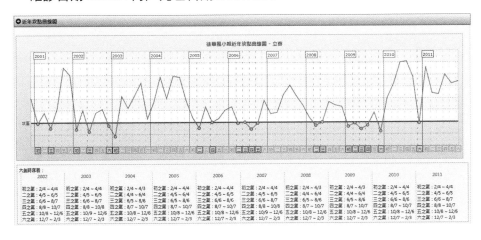

7. 羅文 1945.2.12（肝癌）
確診日期 2001.5 月／死亡日期 2002.10.18

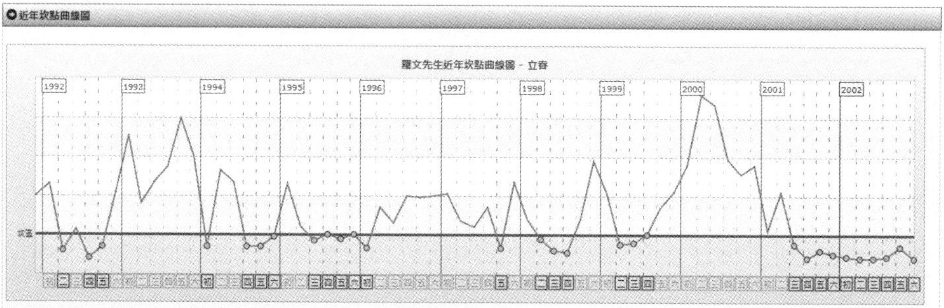

六氣時序表：

	1993	1994	1995	1996	1997
初之氣	2/4 ~ 4/4	2/4 ~ 4/4	2/4 ~ 4/4	2/4 ~ 4/3	2/4 ~ 4/4
二之氣	4/5 ~ 6/5	4/5 ~ 6/5	4/5 ~ 6/5	4/4 ~ 6/4	4/5 ~ 6/4
三之氣	6/6 ~ 8/6	6/6 ~ 8/7	6/6 ~ 8/7	6/5 ~ 8/6	6/5 ~ 8/6
四之氣	8/7 ~ 10/7	8/8 ~ 10/7	8/8 ~ 10/8	8/7 ~ 10/7	8/7 ~ 10/7
五之氣	10/8 ~ 12/6	10/8 ~ 12/6	10/9 ~ 12/6	10/8 ~ 12/6	10/8 ~ 12/6
六之氣	12/7 ~ 2/3	12/7 ~ 2/3	12/7 ~ 2/3	12/7 ~ 2/3	12/7 ~ 2/3

	1998	1999	2000	2001	2002
初之氣	2/4 ~ 4/4	2/4 ~ 4/4	2/4 ~ 4/3	2/4 ~ 4/4	2/4 ~ 4/4
二之氣	4/5 ~ 6/5	4/5 ~ 6/5	4/4 ~ 6/4	4/5 ~ 6/4	4/5 ~ 6/5
三之氣	6/6 ~ 8/7	6/6 ~ 8/7	6/5 ~ 8/6	6/5 ~ 8/6	6/6 ~ 8/7
四之氣	8/8 ~ 10/7	8/8 ~ 10/8	8/7 ~ 10/7	8/7 ~ 10/7	8/8 ~ 10/7
五之氣	10/8 ~ 12/6	10/9 ~ 12/6	10/8 ~ 12/6	10/8 ~ 12/6	10/8 ~ 12/6
六之氣	12/7 ~ 2/3	12/7 ~ 2/3	12/7 ~ 2/3	12/7 ~ 2/3	12/7 ~ 2/3

8. 高木惠美 1986.12.4（肺癌第 4 期）
確診日期 2020.10 月／死亡日期 2021.3.28

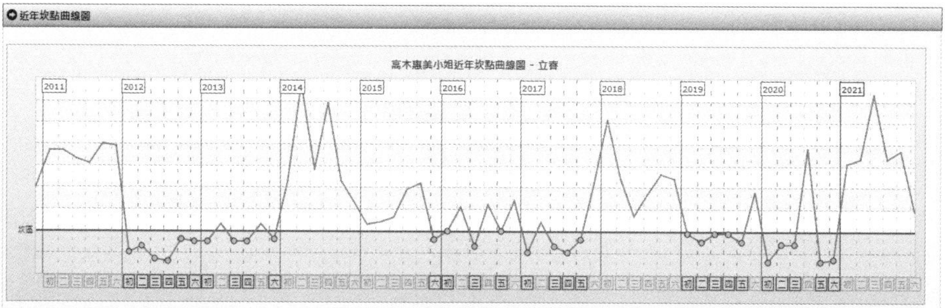

六氣時序表：

	2012	2013	2014	2015	2016
初之氣	2/4 ~ 4/3	2/4 ~ 4/3	2/4 ~ 4/4	2/4 ~ 4/4	2/4 ~ 4/3
二之氣	4/4 ~ 6/4	4/4 ~ 6/4	4/5 ~ 6/5	4/5 ~ 6/5	4/4 ~ 6/4
三之氣	6/5 ~ 8/6	6/5 ~ 8/6	6/6 ~ 8/6	6/6 ~ 8/7	6/5 ~ 8/6
四之氣	8/7 ~ 10/7	8/7 ~ 10/7	8/7 ~ 10/7	8/8 ~ 10/7	8/7 ~ 10/7
五之氣	10/8 ~ 12/6	10/8 ~ 12/6	10/8 ~ 12/6	10/8 ~ 12/6	10/8 ~ 12/6
六之氣	12/7 ~ 2/3	12/7 ~ 2/3	12/7 ~ 2/3	12/7 ~ 2/3	12/7 ~ 2/2

	2017	2018	2019	2020	2021
初之氣	2/3 ~ 4/3	2/4 ~ 4/4	2/4 ~ 4/4	2/4 ~ 4/3	2/3 ~ 4/3
二之氣	4/4 ~ 6/4	4/5 ~ 6/5	4/5 ~ 6/5	4/4 ~ 6/4	4/4 ~ 6/4
三之氣	6/5 ~ 8/6	6/6 ~ 8/6	6/6 ~ 8/7	6/5 ~ 8/6	6/5 ~ 8/6
四之氣	8/7 ~ 10/7	8/7 ~ 10/7	8/8 ~ 10/7	8/7 ~ 10/7	8/7 ~ 10/7
五之氣	10/8 ~ 12/6	10/8 ~ 12/6	10/8 ~ 12/6	10/8 ~ 12/6	10/8 ~ 12/6
六之氣	12/7 ~ 2/3	12/7 ~ 2/3	12/7 ~ 2/3	12/7 ~ 2/2	12/7 ~ 2/3

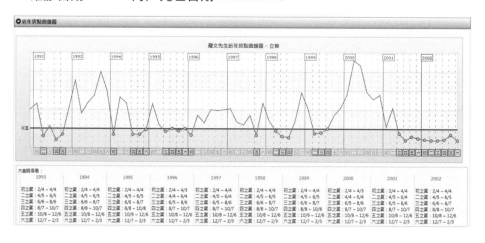

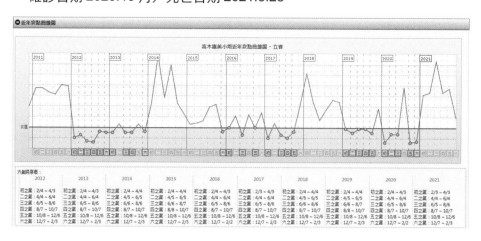

9. 潘安邦 1954.9.10（腎臟癌）
確診日期 2011 年／死亡日期 2013.2.3

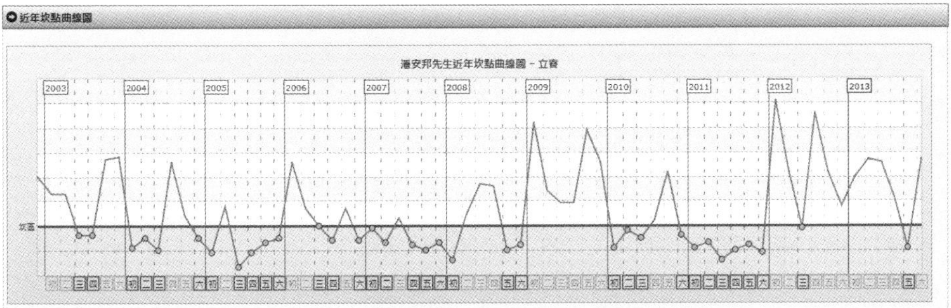

六氣時序表：

	2004	2005	2006	2007	2008	2009	2010	2011	2012	2013
初之氣	2/4 ~ 4/3	2/4 ~ 4/4	2/4 ~ 4/4	2/4 ~ 4/4	2/4 ~ 4/3	2/4 ~ 4/3	2/4 ~ 4/4	2/4 ~ 4/4	2/4 ~ 4/3	2/4 ~ 4/3
二之氣	4/4 ~ 6/4	4/5 ~ 6/4	4/5 ~ 6/5	4/5 ~ 6/5	4/4 ~ 6/4	4/4 ~ 6/4	4/5 ~ 6/5	4/5 ~ 6/5	4/4 ~ 6/4	4/4 ~ 6/4
三之氣	6/5 ~ 8/6	6/5 ~ 8/6	6/6 ~ 8/6	6/6 ~ 8/7	6/5 ~ 8/6	6/5 ~ 8/6	6/6 ~ 8/6	6/6 ~ 8/7	6/5 ~ 8/6	6/5 ~ 8/6
四之氣	8/7 ~ 10/7	8/7 ~ 10/7	8/7 ~ 10/7	8/8 ~ 10/8	8/7 ~ 10/7	8/7 ~ 10/7	8/7 ~ 10/7	8/8 ~ 10/7	8/7 ~ 10/7	8/7 ~ 10/7
五之氣	10/8 ~ 12/6	10/8 ~ 12/6	10/8 ~ 12/6	10/9 ~ 12/6	10/8 ~ 12/6	10/8 ~ 12/6	10/8 ~ 12/6	10/8 ~ 12/6	10/8 ~ 12/6	10/8 ~ 12/6
六之氣	12/7 ~ 2/3	12/7 ~ 2/3	12/7 ~ 2/3	12/7 ~ 2/3	12/7 ~ 2/3	12/7 ~ 2/3	12/7 ~ 2/3	12/7 ~ 2/3	12/7 ~ 2/3	12/7 ~ 2/3

10. 高凌風 1950.2.28（血癌）
確診日期 2012.11.13 ／死亡日期 2014.2.17

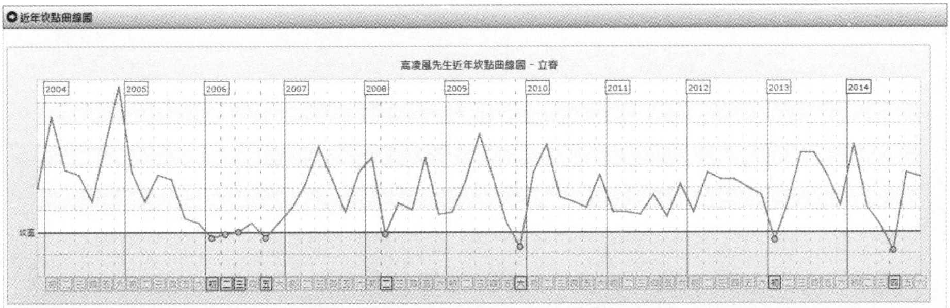

六氣時序表：

	2005	2006	2007	2008	2009	2010	2011	2012	2013	2014
初之氣	2/4 ~ 4/4	2/4 ~ 4/4	2/4 ~ 4/4	2/4 ~ 4/3	2/4 ~ 4/3	2/4 ~ 4/4	2/4 ~ 4/4	2/4 ~ 4/3	2/4 ~ 4/3	2/4 ~ 4/4
二之氣	4/5 ~ 6/4	4/5 ~ 6/5	4/5 ~ 6/5	4/4 ~ 6/4	4/4 ~ 6/4	4/5 ~ 6/5	4/5 ~ 6/5	4/4 ~ 6/4	4/4 ~ 6/4	4/5 ~ 6/5
三之氣	6/5 ~ 8/6	6/6 ~ 8/6	6/6 ~ 8/7	6/5 ~ 8/6	6/5 ~ 8/6	6/6 ~ 8/6	6/6 ~ 8/7	6/5 ~ 8/6	6/5 ~ 8/6	6/6 ~ 8/6
四之氣	8/7 ~ 10/7	8/7 ~ 10/7	8/8 ~ 10/8	8/7 ~ 10/7	8/7 ~ 10/7	8/7 ~ 10/7	8/8 ~ 10/7	8/7 ~ 10/7	8/7 ~ 10/7	8/7 ~ 10/7
五之氣	10/8 ~ 12/6	10/8 ~ 12/6	10/9 ~ 12/6	10/8 ~ 12/6	10/8 ~ 12/6	10/8 ~ 12/6	10/8 ~ 12/6	10/8 ~ 12/6	10/8 ~ 12/6	10/8 ~ 12/6
六之氣	12/7 ~ 2/3	12/7 ~ 2/3	12/7 ~ 2/3	12/7 ~ 2/3	12/7 ~ 2/3	12/7 ~ 2/3	12/7 ~ 2/3	12/7 ~ 2/3	12/7 ~ 2/3	12/7 ~ 2/3

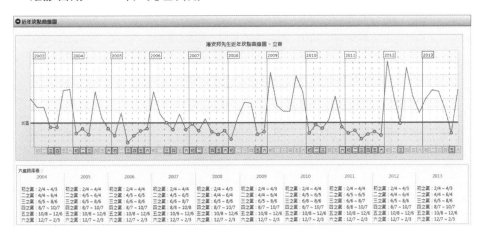

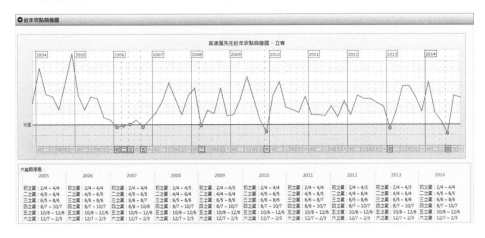

負面情緒

現代醫學研究證實，負面情緒不僅會導致多種疾病，並且能引發腫瘤（癌症）。研究指出，癌症病人在發病前數月甚至數年，幾乎都經歷了悲憤、憂鬱等負面情緒，且負面情緒不僅是發病的原因之一，亦是復發的重要因素。因為負面情緒會引起免疫系統功能下降，並對殺滅癌細胞的巨噬細胞功能有抑制作用，令癌細胞有機會茁壯並增生成為腫瘤。

情緒與疾病的關係，中醫也早在兩千多年前就有了完整的研究與歸納。經典《素問．舉痛論》有言：「百病生於氣……，怒則氣上，喜則氣緩，悲則氣消，恐則氣下，驚則氣亂，思則氣結。」氣是推動人體機能的能量，如果人體是一臺結構複雜的機器，氣就如同電能。任何一處出現電能不足，或是電流過大、過小，機器就會出現各種故障狀態。

人體中氣的狀態直接影響人體機能的好壞，其中又以「氣鬱」[12]及「氣虛」[13]與腫瘤疾病最為相關。中醫臨床觀察發現，氣鬱能夠滋養癌細胞，而陽虛[14]、氣虛會讓人體的抗癌能力及排毒能力下降，當人體同時存在著氣鬱及氣虛、陽虛體質時，快則數月，慢則數年就會逐步發展成腫瘤與癌症。

氣之所鬱，傷及五臟

氣鬱就是人體中的氣機不暢，積滯在臟腑之中，不同的情緒影響不同臟腑。《素問．陰陽應象大論》中就有：「怒傷肝」、「喜傷心」、「思傷脾」、「悲傷

12. **氣鬱：**因情治傷神或血氣失調，使得氣積聚不通暢。
13. **氣虛：**是指身體能量不足，無法供應足夠的能量給人體內各組織器官，導致身體變得虛弱，免疫力下降。
14. **陽虛：**是指陽氣不足，陽氣為生理產生的熱能，有溫潤臟腑四肢的功能，陽氣不足會導致身體機能虛衰，出現四肢冰冷、畏寒等症狀。

肺」、「恐傷腎」之說。

怒傷肝

經常憤怒或生悶氣者，氣逆上而不下，即傷肝。過怒時，引氣逆上，積滯於肝，導致肝鬱不暢，耗傷肝的陰血，長此以往將影響所有肝經循行之器官、組織。因此經常發怒或有氣無處發、隱忍不敢發者，容易罹患肝癌、子宮癌、乳癌、甲狀腺癌……等肝經巡行之器官癌症。

喜傷心

喜為狂喜，非一般的愉悅。喜則氣緩，本該志氣通暢，和緩不生病，但狂喜則心神散盪不藏，為氣不收，若體內原本有痰，易致痰湧而上，迷了心竅。「樂極生悲」用來形容狂喜而痰迷心竅[15]最為貼切，如同《儒林外史》中的范進，因為中了舉人太過高興，以至於迷了心竅，神思渙散，直到被最害怕的人痛斥一頓才回過神來。

思傷脾

思慮過多者，氣結於心而傷脾。《醫學衷中參西錄．資生湯》中所言：「心為神明之府，有時心有隱曲，思想不得自遂，則心神拂鬱，心血亦遂不能濡潤脾土，以成過思傷脾之病。」也就是說，若心中有事不能如願，總是憂思不知如何才能遂己之意者，將傷及脾土，輕則不思飲食或影響消化功能，最終可能引起消化系統方面的疾病甚至腫瘤。

悲傷肺

《黃帝內經》說：「肺系一身之氣，司呼吸、主皮毛，開竅於鼻。」因此肺被稱為人體的宰相，掌管生命的氣機運行。悲傷的情緒令人想哭，輕則流淚、流涕，極悲時嚎啕大哭，會耗散肺氣，影響人體氣機的運行，從而出現氣短、乾咳、咳

15. **痰迷心竅**：中西醫所指之痰不太相同，西醫所指之痰為氣管等呼吸道器官的分泌物，中醫所指之痰乃指臟腑功能受損，體內津液停滯產生的黏稠之物。除了呼吸器官，身體各處都有可能產生痰症。中醫有一病證，稱之為痰迷心竅，指痰阻心神引起的意識障礙。

血、音啞……等症狀。就像《紅樓夢》裡的主角林黛玉，她在故事中是一個性格悲觀憂傷、多愁善感的人，每每好哭，令自己肺氣虛弱，最終死於肺癆。臨床上許多肺癌患者不抽菸、不煮飯，生活中沒有不良因素損及肺臟，但卻可能曾經發生過重大悲傷事件，或是個性悲觀容易感傷想不開，因而影響肺氣，最終得了各種肺病甚至是肺癌。

恐傷腎

《黃帝內經》有言：「腎主志，恐傷腎。」很多小孩尿床，除了先天不足之外，最主要是由於家裡的成長環境沒有給予他足夠的安全感。父母感情不順經常吵架，或動輒打罵孩子，或是出言恐嚇，令孩子驚嚇不已，都會嚴重損傷孩子的腎氣。「恐則氣下」，因此嚇到尿床、尿褲子就是這樣來的。不僅如此，待長大成人之後，這些從小累積的陰影不只影響人格，造成自卑、膽小、不安、敏感；甚至引起代償反應，例如自尊心太強以致脾氣暴躁易怒，對名利、權勢、面子變得很執迷……等各種負面人格。而「腎主志」，當腎氣不足時，人也變得沒有志氣，不追求高遠的人生目標，不能好好面對這個現實世界，轉而逃避到一個與現實不直接相關的東西或活動裡，例如性愛成癮及各種上癮症。現今社會，許多年輕人甚至是中年人沉溺於電玩或是網路小說、追劇、看漫畫、蒐集癖……等，都屬於腎氣不足引起「失志」症的一種情況。

現代醫學對情緒與癌症的研究

西方醫學在百年前便已發現情緒（心理狀態）能夠影響人體的生理機能，但早期關於癌症的研究，大多以基因及外在因子（飲食、化學物質、藥物、病毒等）為主，較少研究情緒與癌症的關聯，直到數十年前才陸續有研究單位開始注意到負面情緒與癌症之間有顯著相關。

外國很早就有人研究心理壓力對癌細胞的影響，發現心理壓力對人體不同部位癌細胞的出現和發展有一定的作用。在精神和情緒過度緊張時，內分泌系統便會在血液中釋放「兒茶酚胺」和「皮質醇」兩種激素，以舒緩這些壓力對人體的影響。

但過量的「兒茶酚胺」會引起虛弱內臟器官的血管收縮，繼而促使正常細胞轉變成為異常細胞，這種異常細胞由於能抑制人體內的免疫能力，因而有利於癌細胞的出現。另一方面，緊張的情緒也使體內的「皮質醇」增加，過量的「皮質醇」也會使免疫功能受到抑制，從而導致癌細胞增生。

情緒過度緊張，心情憂鬱，怒氣未能發泄，悲憤而無處解脫，日久則引起免疫系統功能下降，並對巨噬細胞的功能有抑制作用。巨噬細胞是身體內的警察，一旦癌細胞出現，它們會立刻將癌細胞吞噬消滅之。

不良的情緒還會干擾淋巴細胞（能轉變成抗癌細胞）的生成，因而無法及時消滅異細胞。過分的焦慮和悲哀會導致容易衰老，免疫功能下降也是衰老的標誌之一。人處於這種情緒中，腸胃蠕動減弱，消化道的分泌受抑制，時間長了恐導致腸胃疾病，慢性胃炎及腸炎，這些均易轉變成癌症。

根據美國學者的研究，他們用了三十年的時間，追蹤了一千多個人，得到了一個結論：如果長期處在高壓力，或者負面情緒的情況之下，罹癌風險會比一般人高，能夠保持樂天性情的人，罹癌風險就低了一些。

英國的《每日郵報》（*Daily Mail*）最近也報導了一則相關研究。從一九八〇年至今，東芬蘭大學（The University of Eastern Finland，UEF）的研究人員追蹤了兩千七百五十名中年男子，並監測他們的健康狀況。研究顯示，孤獨和單身會增加中年男性罹患癌症的機率，就如同吸菸和體重超重一樣。在這項研究中，有二十五％的參與者罹患了癌症，而十一％的人死於癌症。

在自然療法較普遍被接受的歐洲，也有許多癌症與情緒相關的研究被揭示出來。例如德國新醫學（German New Medicine）的創辦人，已故的 Ryke Geerd Hamer 博士便曾經指出，不同類型的癌症會受到某些心理情緒的影響。根據 Hamer 博士的研究統計，罹患甲狀腺癌的人，個性急躁、常有力不從心的無力感。乳癌患者，與親人（小孩、家庭、母親）經常有衝突，左邊乳房易長腫瘤；與他人或是配偶經常有衝突，則右邊乳房易長腫瘤。肝癌患者對飢餓常有過度恐懼。大腸直腸癌患者無法消化令人厭惡的衝突。直腸癌患者情緒較壓抑，擔心無用的恐懼。肺癌患者對死亡或生活上的壓力感到恐懼。胰臟癌患者常與家人起衝突（心情焦慮、憤怒），或是有家族遺傳。無法消化憤怒者易罹患胃癌。淋巴癌患者沒安全感，不信任自己，常指責自己不夠好。

Hamer 博士的結論雖然不一定準確，與其他的國際癌症研究也有些差異，但從此可以看出負面情緒確實與癌症有關聯。

從一例看見負面情緒對心與身的損害

這邊跟各位讀者分享一個真實案例，可以很清楚看見情緒如何將一個健康的人傷害致病。案主是跟著我十多年的患者兼徒弟，然而這徒弟很獨特，不是從正規的醫學院體系中畢業來找我拜師的，其中曲折容後細說，先談正題。十多年前她的哥哥中風成了植物人，在一位共同朋友的拜託下，請我前去醫院幫她哥哥看診，當時我一看病人已呈腦死，再以其出生年月日推算，知道是遭遇死劫藥石罔效了，但看到家屬依依不捨難以接受現實，不忍心把話說得太白，僅說盡人事聽天命，仍依照病人當下的情況開列適合的藥物，後續雖治好了肺炎及肺積水，但腦傷終究因為太過嚴重無法恢復，半年後因敗血症併發心臟衰竭過世。

原本這徒弟從來不曾有過心臟方面的疾病，從那之後不久突然出現心律不整、心悸、恐慌……等症狀，去醫院檢查發現有輕微二尖瓣膜脫垂、三尖瓣膜閉鎖不全，由於學習中醫的緣故，她自己也知道病從何來，後續如何調養她雖沒有跟我報告，但看她工作時高漲的熱情，就知道應該沒事。果然數年後再去心臟科回診時，檢查顯示瓣膜問題幾乎不見蹤影了。

然而人生的起伏不會只有一波，到了三十四歲時，已婚多年的她突然想要孩子，為此特地辭去工作專心在家備孕，結果備了兩年也沒好消息。後續做過各種婦科檢查都說一切正常，想說可能是孩子的緣分未到，她又是個閒不住的人，自己搞了一個慈善組織做公益，捐書、推廣防疫、跑育幼院……忙活得很起勁，不到一年突然就懷孕了。這個好消息除了家人之外，她第一個就告訴我跟內人，我想她自己知道該怎麼養胎，也沒太叮嚀什麼，只叫她別再亂跑，暫且歇歇腳步專心待產。原本一切順利，闔家歡喜，誰知孩子一出生之後，人生中最大的考驗才出現。

由於坐月子期間是跟公婆住，出月子之後，先生為了減輕她的育兒負擔，就沒開口叫她搬回去，因此變成了夫妻分開住，先生只有週末才回公婆家。小孩餵養方面的問題讓她感到壓力，再加上跟公婆育兒觀念的差異，使得她的情緒變得低潮憂鬱，開始會因為瑣碎小事跟先生大吵。當時她自己知道是產後憂鬱症，也曾跟我求助，但先生完全不相信有這種病，認為是她自己個性上的問題。遇到這種情況真的連醫師也沒辦法，畢竟心病需要心藥醫，雖然中醫有藥能改善症狀，但如果周遭人士不能體諒與理解患者，持續在心理上給予患者壓力，那麼即便是神醫也難解。

後來小孩五個月大時，終於如願搬出公婆家，但考驗依舊存在，壓力也沒有減輕。因為不能經常看到孫子，公婆對小孩的教養方式插手更多，衝突及摩擦與日俱增；我徒弟有氣不能發，只好對著先生發作，於是又造成夫妻關係的破裂，形成惡性循環。搬出公婆家不到一年的時間，她小腹持續疼痛，懷疑自己因為肝鬱出現婦科問題而前往醫院檢查，果然發現子宮內膜有不正常增厚，醫師要求她一年追蹤一次。但由於育兒與家事忙碌，每天都半夜兩、三點才睡，又累又忙，加上自己一個人帶小孩不方便看醫師，她就沒有再去追蹤，直到兩年多後突發一事，這下子又引爆一彈。

就在二〇二一年二月底時，她母親突然肺出血送急診，被診斷出罹患免疫疾病血管炎，病況危急一度命危，後來經過近三週的治療病情才穩定下來。那三週的時間她每天都無法入睡，必須持續禱告才能睡著，白天一想到母親就忍不住擔心流淚，直到醫師解除病危通知才好些。然而就在她母親出院後不久，她在非月經期間出現了不正常出血，才想到要去追蹤檢查，結果一檢查發現子宮長了兩顆一公分大的瘜肉。

基於對中醫的理解，她深知這病是她這幾年肝鬱累積出來的。雖然後面這一年多她心境上已經有了許多的改變，從而對許多事釋懷，但作息不正常卻一直無法調整過來，且又沒有特別吃中藥調理身體，子宮裡已經出現的問題當然就不可能主動消失啊！

* * *

我將這個案例描述得如此詳細，除了要讓讀者了解到負面情緒對身體的危害之外，同時也要提醒各位，飲食作息也是疾病的主要原因之一。如果僅僅只是情緒不佳或飲食作息不正常，發生疾病的或然率只有五十%，但若兩者兼具，恐怕就會暴增到八十、九十。這個個案之所以子宮長瘜肉，就是因為長期肝鬱加上長期熬夜睡眠不足，原本就已經肝鬱嚴重了，非但沒有舒解，還在肝經巡行的時辰熬夜用腦，更損耗陰血。雖說都是不得已，但身體可不會聽你解釋，更不會因為你的不得已就不反撲生病！

第三章

從何得知可能已經罹癌

癌症雖然是危及性命的重大疾病之一，但是癌細胞的發展其實不算快，從一開始出現癌細胞到茁壯成腫瘤，往往需要數年的時間。然而一旦長成腫瘤之後，透過血管增生及血液遠端轉移就不妙了，發展速度將快得讓人措手不及。

也因為癌症初期尚未對身體機能造成明顯的傷害，是以患者無法察覺健康已經出現問題，等到症狀出現時，通常已經成了棘手的大問題。甚至有些癌症的症狀出現時，已經是發展到無法治癒的末期了。

如何得知身體裡可能已經有癌細胞呢？中醫認為從掌紋可以較早發現。許多患者在未出現症狀時，已經明顯浮現出癌症掌紋。此外，大多數癌症的臨床症狀也很容易被察覺。雖然出現症狀時往往已經不是小問題，但不管如何，早日發現才能積極把握治療時機，提高治癒機率。

另外還有一個方式可以準確得知是否罹癌，就是「癌症坎點」的出現與否。癌症坎點是筆者根據這三十多年來對癌症及易經醫學所做的統整歸納，透過大數據的運算能夠快速得出個人的身體磁場好壞，好發疾病種類及發作的時間。

各種癌症的症狀

大多數癌症的症狀都與一般疾病類似，因此容易被忽視或是誤診。但面對癌症如此可怕的敵人，筆者建議寧願錯殺也不可放過，只要一有疑似症狀就立刻去檢查，尋求專業醫師的診斷才不會錯過黃金治療期。

以下為各種癌症的症狀整理，若能搭配下一節的癌症掌紋判讀，則可以更準確地判斷出是否罹癌。

肺癌

持久不癒的咳嗽。

痰液變色或痰量改變。

難以康復的肺部感染，即使在使用抗生素後仍未有好轉。
反復出現的肺炎或支氣管炎。
氣促或喘鳴。
聲音沙啞或聲音改變。
咳血。
胸口、肩膀或背部疼痛，但疼痛與咳嗽無關。
吞嚥困難。
食慾不振，不明原因的體重下降。
整天感到疲累。
頸部或臉部腫脹。

肝癌

發燒。

疲倦。

頭暈。

食慾變差。

黃疸（肌膚和眼睛變黃）。

吐血。

出血（牙齦出血、皮下瘀斑、消化道出血）。

腹水。

下肢水腫。

腹部腫塊。

右側肋骨下肝臟變大。

左側肋骨下脾臟變大。

體重減輕。

右肩與右上腹部疼痛。

膽囊癌

右上腹痛或上腹痛。
體重減輕。
黃疸。
厭食。
嘔吐。
噁心。
發燒。
畏寒。
腹部壓痛。
反彈痛。
上消化道出血。
潰瘍痛。

膀胱癌

頻尿。
解尿疼痛。
反覆泌尿道感染。
無痛性血尿。
下背痛或腰痛。
下肢腫脹。

大腸癌

常出現腹痛或絞痛。
體重減輕。
排便出血或帶有黏液。

排便急迫感。
排便習慣改變。
糞便形狀變細。
貧血。

胃癌

上腹部疼痛。
脹氣。
胃灼熱。
打嗝。
食慾差。
黑便。
體重減輕。

疲倦。
吞嚥困難。
持續性嘔吐。
腹水。
貧血。

乳癌

乳房有腫塊但不會感覺疼痛。
乳頭出現異樣分泌物。
乳房有局部或全面性凹陷。
乳房皮膚紅腫或潰爛。
腋下淋巴腺紅腫。
在乳房附近或腋下的區域有腫塊或變厚。

乳房大小或形狀改變。
乳房、乳暈或乳頭有顏色或皮膚感覺的改變，或不癒的皮疹。

子宮頸癌

陰道出血。
白帶增加。
下腹疼痛。
排尿問題。

子宮內膜癌

異常出血（經血變多、更年期以後出血）。
月經週期不規則。

出現帶血絲和異味的分泌物。
下腹痛。
性交疼痛。

卵巢癌

經期異常。
噁心嘔吐。
便祕。
腹瀉。
脹氣。
骨盆或腹部疼痛。
容易有飽足感。
排便習慣改變。

頻尿、尿急。

攝護腺癌

排尿問題（想要解尿卻解不出來、尿流變細、尿完後滴尿、尿流斷斷續續、膀胱無法排空的感覺、夜尿、血尿、尿失禁）。

射精障礙、陽痿。

腦癌

頭痛。

步態不穩。

嘔吐。

視力異常。

癲癇。
意識混亂。
四肢無力。
情緒異常。
記憶力衰退。
語言障礙。

鼻咽癌

鼻塞。
鼻流涕帶血。
單側頭痛。
耳鳴。
聽力減退。

鼻衄（俗稱鼻出血）。
複視（一個東西看成兩個）。
頸淋巴結腫大、質硬。
臉部皮膚感覺麻木。
舌頭麻痺、萎縮。
吞嚥困難。
聲音沙啞。

食道癌

吞嚥困難。
吞嚥疼痛。
食道異物感。
食物逆流。

心窩灼熱感。

胸骨後或上腹部疼痛。

皮膚癌

皮膚癌種類與外觀症狀對照：

基底細胞癌

表皮周圍光亮突起。

膚色改變並伴隨小腫塊。

中間偶有潰爛傷口。

鱗狀細胞癌

皮膚出現紅色結痂鱗狀小塊。

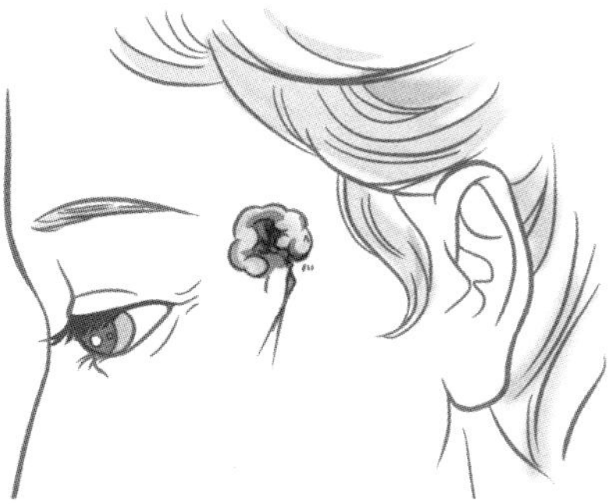

圖 3-1　鱗狀細胞癌

多半為突起的屑狀角化腫瘤或是潰瘍。

通常會發展成蕈樣狀的大腫塊。

黑色素細胞癌

可能是墨黑色、色澤不均的斑塊，或突起的腫塊（良性細胞腫瘤通常不會色澤不均或突起）。

胰臟癌

黃疸。

上腹疼痛明顯。

體重減輕。

食慾不振。

嘔吐。

噁心。

腹瀉。

糞便為灰白色。

淋巴癌

不明原因淋巴結腫大。

不明原因發燒。

咳嗽。

呼吸急促。

不明原因體重下降。

夜間盜汗。

皮膚出現紅疹、搔癢。

甲狀腺癌

脖子局部腫大或摸到腫塊。
脖子痛。
聲音沙啞。
吞嚥困難。
呼吸困難。
持續咳嗽，卻沒有感冒倦怠。

血癌

倦怠感。
體重減輕。
發燒。

左上腹脹痛。
貧血。
出血（流鼻血、牙齦出血、皮膚出現點狀或塊狀瘀血、女性月經量很多）。
骨頭痛。
牙齦腫脹。
淋巴結腫大。
脾臟腫大。
腹部有飽脹感。

多發性骨髓瘤

貧血。
易喘。
易累。

怕冷。
蒼白。
頭暈。
骨質疏鬆。
腰痠背痛。
蛋白尿（尿中有泡沫）。
水腫。
容易感冒。
感冒容易變肺炎。
一發燒就燒一星期。

各種癌症的掌紋

中醫認為掌紋的變化，能反映臟腑、疾病情況。人體是一個有機的整體，機體內部生理活動和病理變化，也必然表現於外，反映於某一局部。人的手掌有六條經脈運行，與大腦、心臟等內臟器官有密切的關係，各臟腑器官在手上基本都可以找到相對應的地方。

如果罹患了癌症，或者形成了癌症體質，此時內臟器官有衰退跡象的話，在手掌上就會顯示出來，患癌症時，特徵是在手掌上出現癌症線[1]和島紋[2]，如果有了這兩項就是患癌症的徵兆；如果兩手都有，那麼它的臨床意義就更大了！

1 **癌症線：**實際上是2線或3線（掌紋的位子說明請見下一頁圖3-2）的變異，一直延伸到手掌小指末端。屬於腫瘤的高危險群。但不論任何癌症，只要經過得當的處理，皆會淡掉或不見。

2 **島紋：**兩條弧線相交，形成如小島的紋路。島紋出現示意著相對應的器官或臟腑健康出現問題。

一般內臟出現的癌，在3線上都會有島紋的出現，在3線上形成交叉線，也易形成腫瘤（有良性或惡性的），但如果交叉處又有島紋則惡性機率大增還可以預知預後狀況[3]。另外，癌症的出現不僅僅表現在體力上衰退無力，在月丘上也會出現較深的橫紋線橫切3線，如果又出現島紋，即增加罹癌的機率。

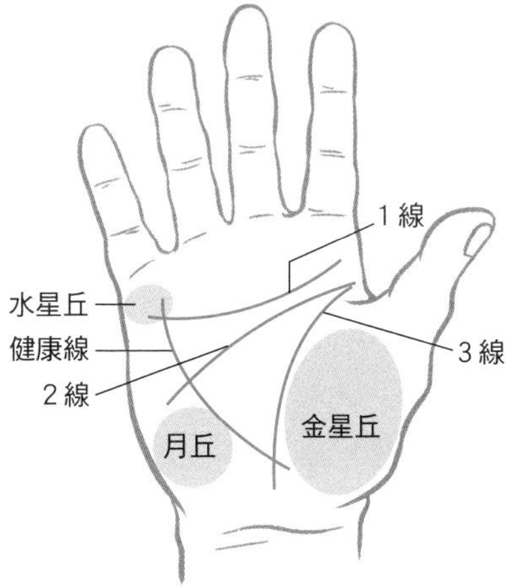

圖 3-2　手相上的重要掌紋

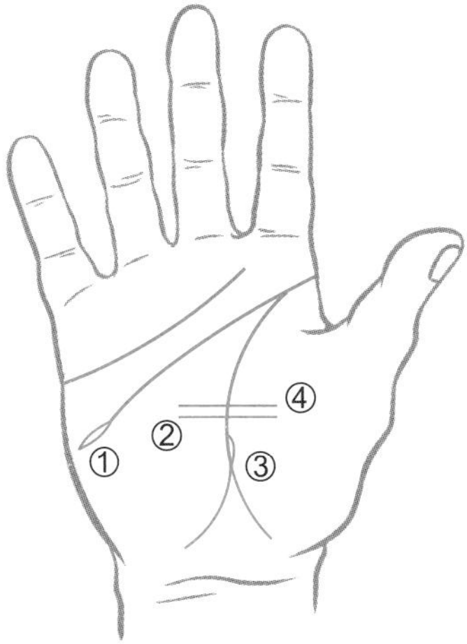

圖 3-3　癌症前兆的掌紋

① 島紋。
② 癌症線（2 線延伸到手掌小指末端）。
③ 3 線出現分叉或突然中斷。
④ 月丘出現橫紋切斷 3 線。

胃癌的掌紋

初期的胃癌大多是沒有什麼症狀的，但接著會出現胃痛、胃悶、食慾不振、體重減輕等症狀，這與慢性胃炎很類似的。胃癌的發現大部分都較晚，治療起來非常辛苦；胃癌的好發年齡在五十歲上下，男性多於女性，胃癌早期採用手術治療，幾乎百分之百能治癒，因此早期發現、早期手術十分重要。

有一次在上海，朋友請吃飯，同桌有十位，有的認識，有的不認識，朋友一一介紹，知道我從臺灣來，還是個「算病中醫」，大眾很好奇就問一些關於自身的問題。

其中有一位E女士問我說：「她最近發現她老公瘦了，有時胃還會不舒服。」基於醫師的敏感度，我問她說：「妳老公去醫院檢查了？」，她說：「沒有，因為在上海看病，尤其掛專家號[4]很難，通常很花時間，所以去了診所或線上問診，

3 **預後狀況：**醫療名詞，根據病人目前的狀況推測疾病在治療後可能的發展。

4. **專家號：**對比於普通號，普通號指普通門診，也就是一般初診，由初至中級職別的醫師看診，費用較便宜；專家號由職稱較高的醫師，如主任或知名專家看診，收費較貴。

拿了一些胃藥吃，吃了藥比較舒服，但一直覺得老公身體應該有問題。」於是我問她老公有來嗎？她說老公到泰國談生意，兩天後回來，她希望我幫他看看，我查了一下行程，那天下午我在上海公司，於是約了她先生下午到公司我幫他看看。

到了當天下午看到了她先生，身高一百八十五公分，身體壯碩，年紀四十三歲，但臉色有一些痿黃。他告訴我因為自己有兩間公司，做的是國際貿易；常常飛來飛去，三餐不定時，有時又要應酬。我幫他把了把脈，一摸到他的手掌，第一感覺是非常乾燥；手掌乾燥在臨床來說，代表胃功能變弱，導致營養不足、體力變差。再看到3線在四十二歲左右斷裂，兩手皆同，健康線斷斷續續，我建議他到專科醫院檢查，時間要快，不要再拖了！夫妻倆被我嚴肅

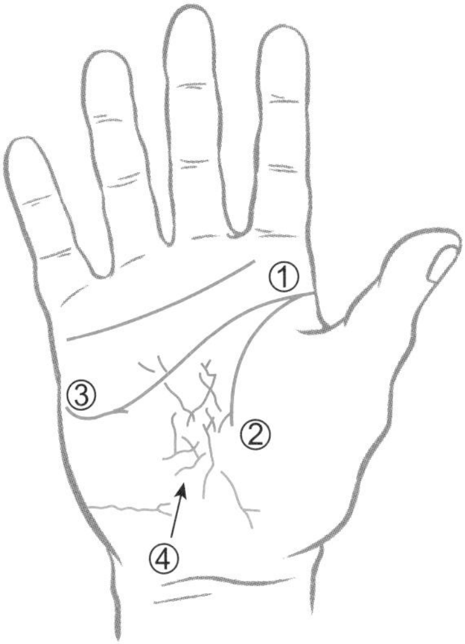

圖 3-4　E 先生掌紋（胃癌）

① 手掌乾燥，胃功能下降。
② 3 線在 42 歲左右斷裂。
③ 癌症線出現。
④ 健康線斷斷續續。

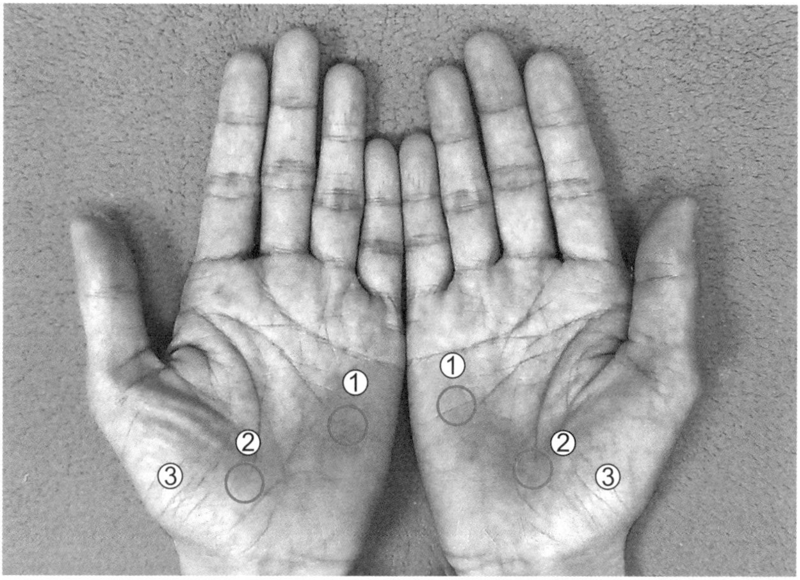

圖 3-5　胃癌的掌紋 1

① 癌症線。

② 3 線斷裂。

③ 靜脈曲張嚴重（身體缺氧）。

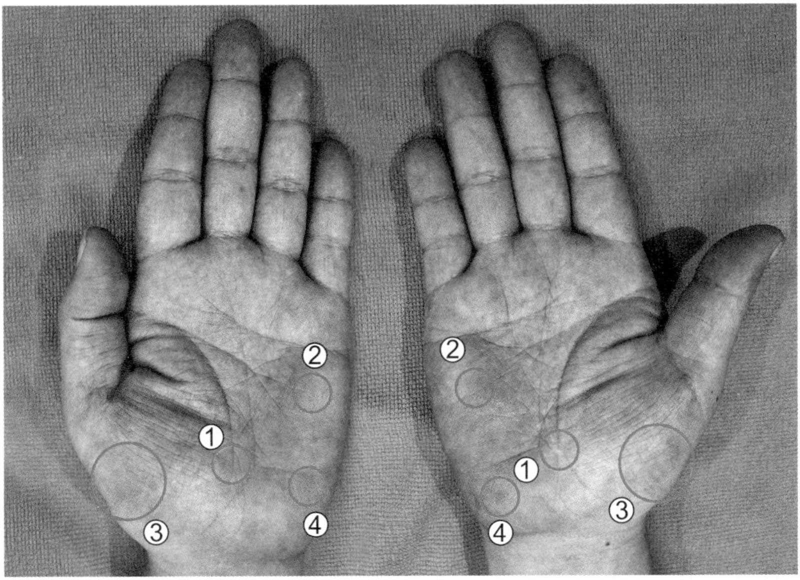

圖 3-6　胃癌的掌紋 2

① 3 線分岔。

② 癌症線。

③ 金星丘（胃）有暗斑。

④ 月丘出現島紋。

的態度嚇到了，於是滿臉狐疑地離開了公司，隔了幾天我回到臺灣，又忙於其他事務，這件事就忘了。

三個月後我出差到上海，朋友打電話給我說E先生夫婦想請我吃飯，感謝我讓他提早發現了胃癌一期，而且已經手術摘除了腫瘤，我說吃飯就免了，他應該好好保養才對，免得腫瘤復發。

大腸癌的掌紋

隨著飲食生活的歐美化，食物纖維攝取量變少了，隨之而來的是人們大腸癌大幅地增加了。臺灣大腸、直腸癌發生率高居癌症的第一位，大腸癌是出現在腸內的良性瘜肉轉變成惡性腫瘤。所以早點發現腸瘜肉，在癌化之前除去是很有效的預防方法。要早期發現腸瘜肉，就要經常仔細觀察每天排便的狀況；如果有反覆便祕、腹瀉，以及排便變細，且便中帶血時，就必須要注意。如果腸瘜肉出現，掌紋3線中會出現像芝麻大小的凹陷，甚至是小島紋：線的整體感覺會變淺且模糊，要確認

3線上是否有凹陷，用手指將有凹陷的部分撐開看看就知道了，如果3線的寬度變寬，那就是了。

有一回參加一個活動，有記者來採訪，某一家電視臺的記者拿麥克風要採訪我，我看到她的掌紋，3線尾端有一個小島紋，於是我就問她是不是有子宮肌瘤，她嚇了一大跳，因為她昨天去醫院才確診。於是所有的記者紛紛請我看掌紋，原本採訪變成了看診大會，其中有一電視臺男記者B的掌紋（如圖3-7）引起我的注意，我問他最近排便情況如何？他說最近一個月排便開始便祕和腹瀉症狀交替，我告訴他趕快到醫院檢查，隔了一段時間，有次採訪碰到他們同臺的記者，聽他說B記者做了大腸初期腫瘤手術，手術很成功。

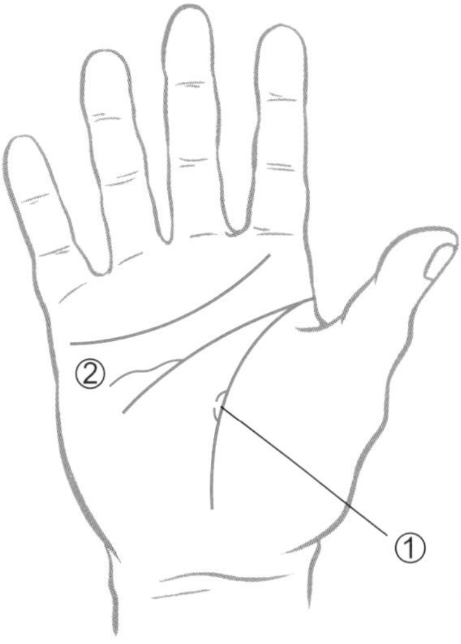

圖 3-7　B 的掌紋（大腸癌）

① 島紋。

② 癌症線。

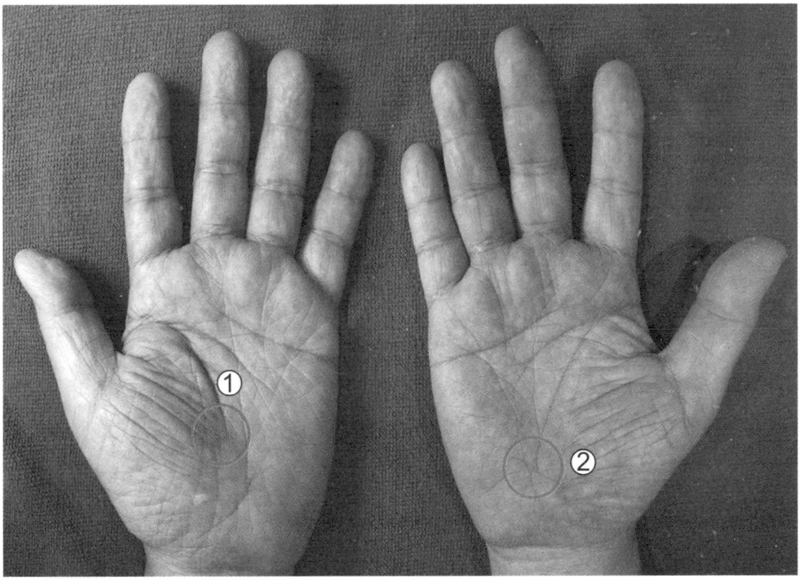

圖 3-8　大腸癌的掌紋 1

① 左手 3 線斷裂。

② 右手 3 線分叉，且分叉處有島紋和三角紋。

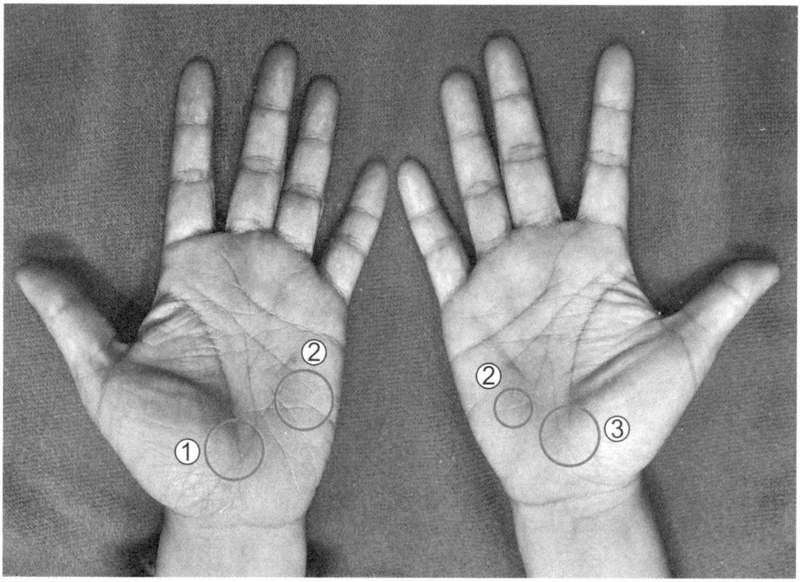

圖 3-9　大腸癌的掌紋 2

① 左手的 3 線有分叉、島紋。

② 癌症線。

③ 右手 3 線有斷裂、島紋。

肝癌的掌紋

肝癌的形成是緩慢進行的，所以在手掌上有跡可尋，可以掌握到身體變化的情況。

有一位C朋友之前罹患過C肝，後來在中西醫治療下痊癒，所有檢查皆正常，但這位老兄喜好喝好酒，而且酒量超好，素有百杯不醉名號，我也沒看過他醉過。有一次朋友請客，我又碰到這位老兄，我看他喝酒多，食物卻吃

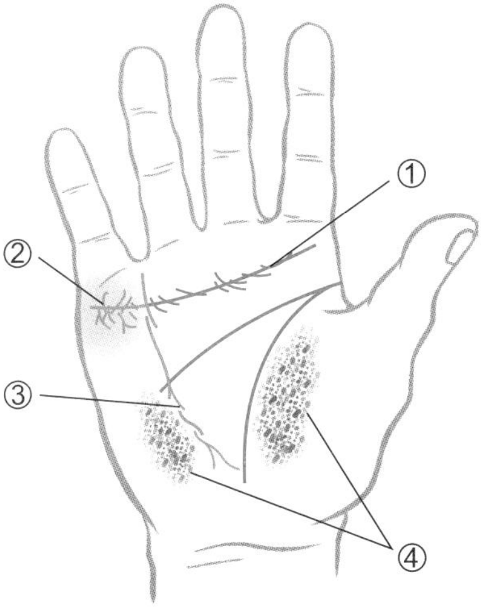

圖 3-10 C 友人的掌紋（肝癌）

① 有細短的線橫切 1 線。
② 水星丘（小指下的突起處）浮腫，縱橫的小紋多，1 線在此處變薄且中斷。
③ 健康線模糊變淺，且有叉線或斷斷續續。
④ 金星丘及月丘有紅色斑，且出現紅、茶、紫色等的斑點（類似朱砂痣但顏色較暗）。

得少，因為坐在我的旁邊，加上職業敏感度於是看了一下他的掌紋，心裡一抽。吃完飯，我問他最近肝的狀況，他說：「還好。」於是我幫他把了把脈，左手弦緊有異物感，我告訴他喝酒不會造成肝臟負擔的喝法：「喝酒不要空腹，最好吃一點小點心，小點心中可多攝取像乳酪等高蛋白質食品，在喝酒的同時，要攝取一到兩倍的水分，以儘早將酒精排出體外；如果今天身體狀況較差時，容易酒後不舒服，應避免飲酒，女性生理期前、中也應避免。」說完後，我請他去醫院檢查。

半年後有一次接到C朋友電話，電話中他告訴我，他戒酒了，因為檢查後發現肝癌一公分，已手術切除，醫生也警告他要戒酒，否則有可能復發，於是我仔細叮囑他，平時的三餐和中醫補虛療法加以防治，到現在六、七年了沒有再復發。

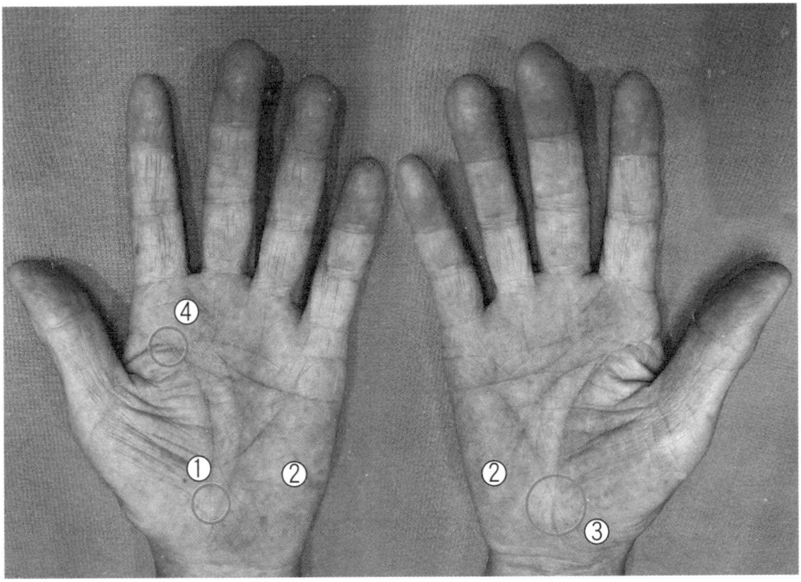

圖 3-11　肝癌的掌紋 1

① 左手 3 線斷裂。

② 雙手出現類似朱砂痣。

③ 右手 3 線分叉。

④ 島紋（肝區）。

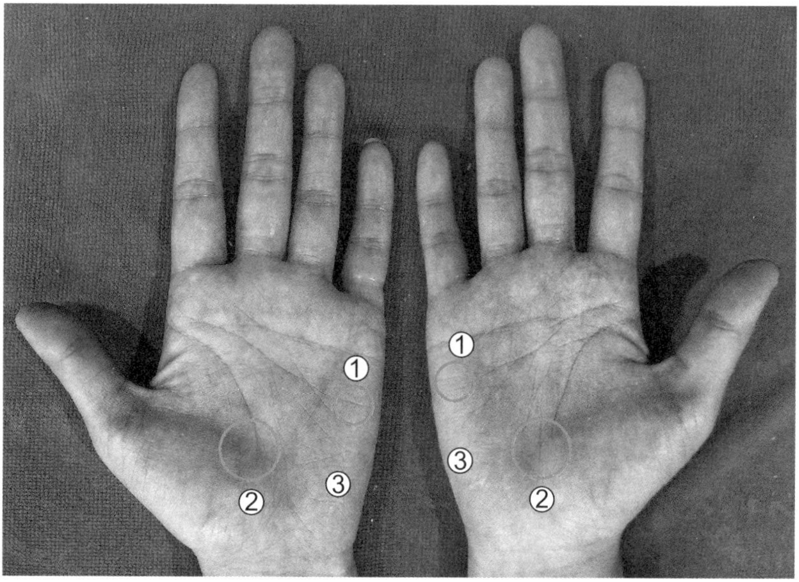

圖 3-12　肝癌的掌紋 2

① 癌症線。

② 3 線斷裂。

③ 暗的朱砂痣。

乳癌的掌紋

時下美容整形非常流行，尤其韓劇興盛之後，整形手術更是流行，常常看見這樣的新聞，很多年輕女性出國整形，回國後因為臉型和出國前不符，被擋在了海關。

我有一個親戚D女，身材高挑，長相談吐皆不錯，唯一的遺憾就是胸部太小，所以找了家知名美容診所，做了豐胸手術；手術術後狀況良好。

幾年後有一次親戚過年，大家聚在一起，看到她頸部和穿深V領露出的地方有長暗紅色的小痣，印象中去年好像沒有，心中懷疑於是問她說：「最近怎麼頸部、胸部長這麼多痣？」D女告訴我，她這一年長了一些痣都在胸部，於是

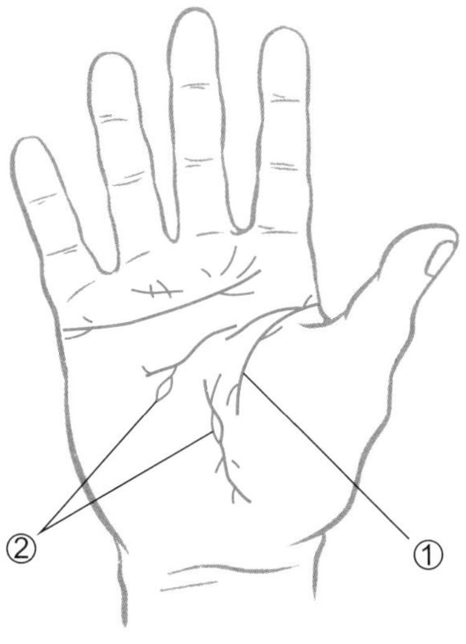

圖 3-13　D 女的掌紋（乳癌）

① 3 線斷裂。

② 有島紋（乳房區）。

我看了她掌紋，我告訴她：「趕緊去醫院檢查乳房！」一個月後她告訴我檢查出乳癌一公分，在之前植入區的旁邊，手術很成功，我也開了中藥給她吃，加上她徹底改變自己的生活作息、飲食習慣，到現在近八年了都沒有復發。

一般等到顯現乳腺癌的掌紋時，乳房腫瘤已經長得比較大了，所以平時定期按壓乳房，觸摸有無硬塊；如果有硬塊又不會痛，胸部、頸部最近又長痣，那趕緊去醫院檢查。

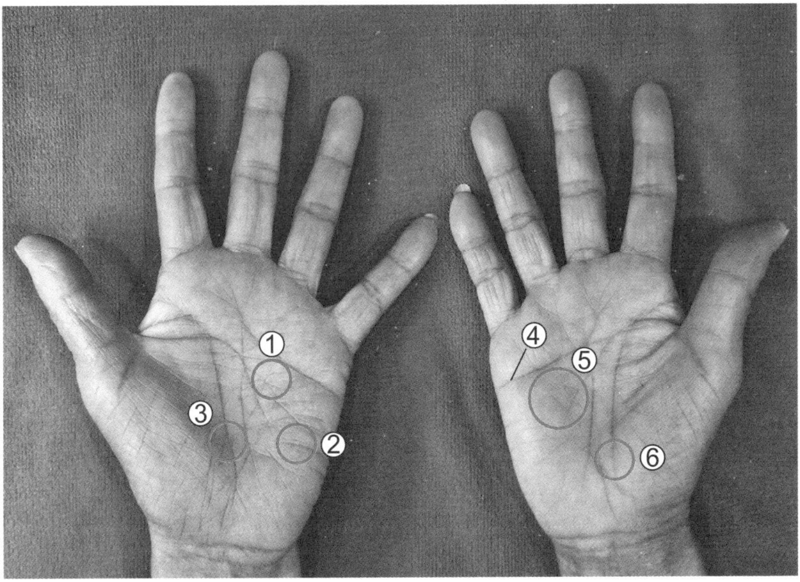

圖 3-14 乳癌的掌紋 1

① 島紋＋暗斑。
② 癌症線。
③ 左手 3 線分叉。
④ 通貫掌（1 線與 2 線合一，貫通掌面）表示易有家族遺傳。
⑤ 暗斑加方格紋（方格紋代表已手術）。
⑥ 右手 3 線斷。

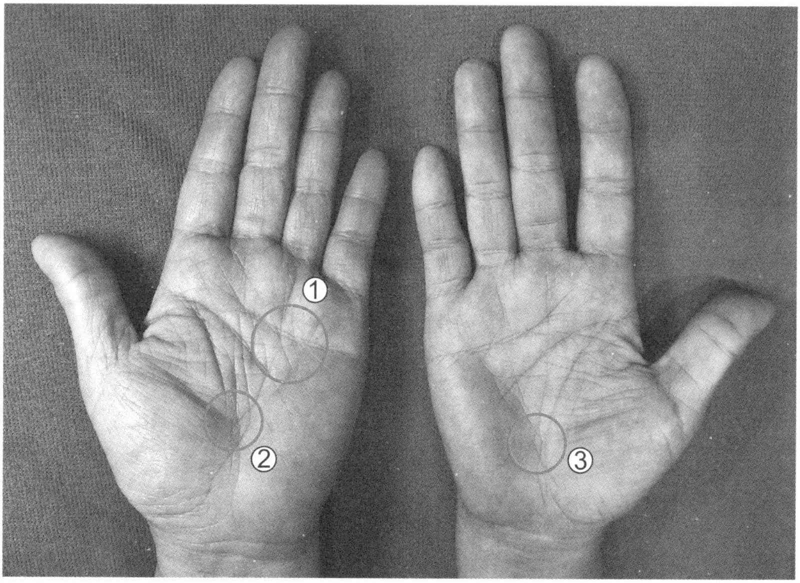

圖 3-15　乳癌的手紋 2

① 方格紋。

② 左手的 3 線斷裂。

③ 右手的 3 線分叉，有島紋。

肺癌的掌紋

有一次全家去中國旅遊，原本旅行社說只有二十五人，但是到了雲南機場才發現有四十個人，於是有人認為被騙了，堅持不肯上車。鬧了一小時後，旅行社和當地旅行社協調又派了一輛車，這輛車比較小又舊，導遊徵求搭小車的人，車上有一位地陪，我們全家和另外兩對夫妻共十人，除了景點和大團一起行動外，其他（如吃飯、行程）變成單獨成團，可說是塞翁失馬焉知非福。

同團一位E女士從上車以來，只要是和她在一起的時間都聽到她咳嗽，到了第四天我當醫師的敏感度和好奇心實在

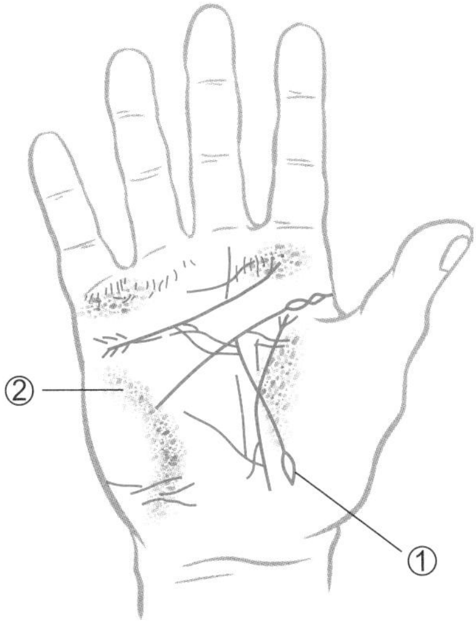

圖3-16 E女士的掌紋（肺癌）

① 島紋。

② 紅斑。

忍不住，於是我告訴她我是醫師，問她咳嗽咳了多久呢？她說咳了近半年多了，我問她有沒有到醫院檢查，她說兩家醫院都說這是因感冒導致支氣管炎。

我看到她的掌紋上青筋很多，代表靜脈浮現，這是因為肺無法順利地吸收氧氣，以致氧氣無法充分地到達末端所導致；在金星丘、月丘及其他的手指指根的突起處，看得見米粒大小的紅斑，這和肝癌的掌紋很像；如果肝癌的紅斑用手壓，紅斑會消失，還是可以區別的。

我建議她去醫院做檢查，因為有互留電話，後來E女士的先生告訴我，聽了我的建議，E女士去醫院做詳細檢查發現是肺腺癌，很遺憾一年後過世。

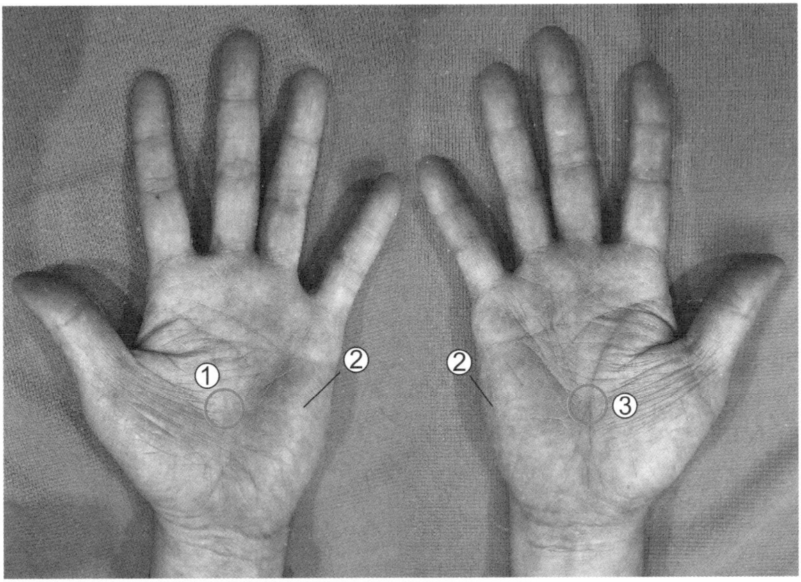

圖 3-17 肺癌的掌紋 1

① 左手的 3 線斷裂，並有分叉。
② 靜脈曲張多。
③ 右手 3 線分叉。

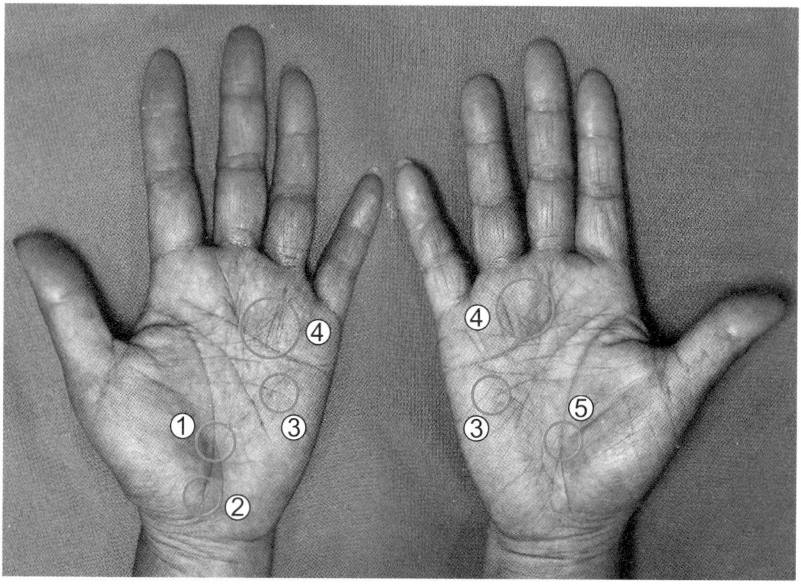

圖 3-18　肺癌的掌紋 2

① 左手的 3 線分叉。

② 島紋。

③ 癌症線。

④ 兩手呼吸區暗斑、雜紋多

⑤ 右手 3 線有分叉，並出現島紋。

第四章

打造不會罹癌的身體

中醫講：「人生以氣為主，氣盛則強，虛則衰，順則平，逆則病，絕則死。」所以氣越強身體抗病能力越好，在日常生活中氣的體現是什麼？可以用免疫力來體現，很多人就會問：「我的免疫力好不好？我這幾十年從未生過病，連感冒都沒有，為什麼一生病就得了癌症？」這樣的人我在臨床上看到很多，其中最常見的就是吃素吃了幾十年，每日晚上十點睡，早上五點起床，多喝水、多運動、不抽菸、不喝酒都快成仙了，而且沒有家族史，但仍得到癌症。經過許多檢查，最後醫院給的答案是：「因為基因突變而致癌。」

這樣的人得癌時會宛如晴天霹靂，不斷問：「為什麼是我？我的生活這麼健康，隔壁的老王菸酒不離身、無肉不歡，熬夜打牌卻沒事？」這些人都有相同的說法，所看過或檢查過的醫院都認為他們的生活和飲食是很健康，加上沒有家族病史，照理說不應是你或妳，但偏偏就是你，所以他們感到非常憤怒。

來給我看診的時候我跟他們說：「就是你會得癌症。」這些人聽了之後都瞪大眼睛一副要吃了我的樣子問：「為什麼？」

我告訴他們：「你們的免疫功能低下。」這些人反問我：「你怎麼知道我的免疫功能低下？」我告訴他們：「你們的體質偏寒，不信量一量舌下溫度。」這些人的舌下溫度都在三十六度以下，除了少數做化療的人外，正常人舌下溫度應為三十七度。溫度下降一度，免疫功能就會下降百分之四十，現代人因為生活作息、飲食習慣、精神壓力，都和從前日出而作、日落而息的狀況大翻轉，以前癌症是老年人的病，如今我最年輕的癌症病人是十二歲女孩，她得了乳癌，癌症年輕化非常讓人憂心。

所以如何打造不罹癌的身體非常重要，我們可以從下面幾個方面去努力，並且持之以恆，就能夠有效地防治腫瘤。

陽氣旺起來，讓身體不再寒冷

寒氣是萬病之源，身體寒會造成血液循環不良，一旦循環變差身體就會缺氧，二氧化碳排放差，營養物質就無法送達細胞、組織、器官，相對的體內毒素便無法排出體外；毒素累積過多身體開始發炎，長期發炎導致細胞突變——就是癌細胞。其實我們身體有所謂的正氣，講白了就是身體自癒能力，臨床上檢驗已經測出血糖偏高、高血壓、尿酸高等情形就代表體內陽氣少，相對的寒氣盛，所以提升陽氣排出寒溼這是我們不生病的基本功。

我在臨床碰到許多重症患者手腳摸起來非常熱，很多人因為手足心熱就認為自己是熱底，也就是陽盛體質，但是他們舌下溫度都只有三十五度多，所以可以知道，雖然手腳發熱但其實是體寒，其原因是中醫的內寒而逼陽外越，尤其若冬天仍赤著雙腳，那身體裡的寒氣就會更嚴重。那麼我們該如何讓自己陽氣旺盛？我教大家幾個方法，只要持之以恆，身體很多不舒服的症狀就會改善。

1.泡澡

可以說是最有效果且最便捷的全身保暖法，晚上泡完澡後，睡眠品質也會變好，但溫度不能太熱，否則會適得其反。很多患者一聽到泡湯的指令，水溫會調到四十三～四十五度甚至更熱，泡完後整晚興奮的不得了，睡也睡不好。因為水溫四十度以上身體會由交感神經掌控，若在四十度以下則是由副交感神經掌控，所以晚上泡澡溫度最好在四十度以下（三十八～四十度）。泡的時間要多久？大約十五～二十分鐘，一般來說人體的血液循環約一分鐘循環身體一次，所以泡澡不但促進了血液循環，同時也增加了腎臟代謝的功能，因此也不宜泡太久。很多人會問要泡半身或全身浴？半身浴的好處是心臟負擔小，但天氣冷時上半身容易冷，此時可以維持浴室溫度，也可以在上半身披個毛巾，另外家裡無法泡澡改成泡腳也行，水溫一樣三十八～四十度就可以了。

2.絲瓜絡按摩法

這種方法有幾個好處：

1.促進全身血液循環。

2.強化自身的免疫力。

3.調整因為姿勢不正確壓迫的血管。

4.消除壓力。

使用時機為每天洗澡的時候，早上最好，因為水溫及按摩會使交感神經興奮，可以讓白天的精神變好。絲瓜絡應如何使用？首先身體先冲水，再來用絲瓜絡從腳往上刷，再由手指尖端往心臟刷，手腳的每一面都要刷到。建議先用四十一度左右的熱水冲洗身體一次，再用溫水冲洗身體一次，再用冷水冲洗身體。剛開始先冲手腳，一星期後再冲全身。這樣你的身體每天在二十度的溫差訓練下，會有幾點好處：第一、免疫力增加，第二、身體比較不怕冷，第三、不容易感冒。我自己利用這種方法訓練，讓我去北極、南極時身體沒有出現任何的異狀。

3. 穿著保暖

身體最應該保暖的地方是大腿和臀部，因為這兩處是肌肉量最多，負責全身血液循環的重要部位，另外一個保暖重點是小腹。腹部和大腿占了我們全身肌肉的七十%，所以小時候長輩都會讓我們穿肚兜，就是為了保護我們的小腹避免著涼。

4. 鍛鍊下半身

多鍛鍊下半身有助於提高體溫，因為人體肌肉有三分之二在下半身。儘量選擇可以鍛鍊到下半身的運動，就能夠有效提高體溫，

5. 適量的補水

健康人體的一天排尿量約一千五百毫升，人體內的毒素會以尿的形式排出體外，如果一天尿液超過這個量，所攝取的水分就會直接排出體外。如果身體因為陽氣不足（體寒）等造成腎機能低下，體內多餘水分排不出去，可能會造成水腫。如果想讓人體的排毒功能發揮最大功效，那麼一天喝水量為一千五百毫升，當然心臟疾病、腎臟病患者必須限水。在這裡水是指常溫水而且是白開水，絕不能是冰水。

改善脾胃，增加免疫力

中醫講人體的後天之本在脾胃，臨床上十個病人九個脾虛；亞健康者十個有五個脾虛。中醫講脾主運化[1]，脾主昇清[2]，對人體來說非常重要，不良的生活習慣和沒有節制的飲食，使得脾的功能越來越虛弱，消化吸收功能變差，造成痰溼體質[3]，疾病、腫瘤就跟著來了。

脾胃差的孩子長不高，身體弱

臨床上常看到父母帶小朋友來看病，一走進診間看到小朋友黑眼圈我就跟他們的父母說：「你們家的小朋友是過敏體質，經常感冒，有時候一感冒就咳嗽，不停地流清涕。」叫小朋友打開嘴巴舌頭伸出來，舌根脾胃處發青，我跟他父母說：

「小朋友很愛吃涼食。」這些父母都說：「樓醫師你是不是有裝雷達？怎麼都知道？」我說這是幾十年累積下來的經驗，看完診後我就勸戒這些父母，疼愛小孩是對的，但不能這樣慣著他，讓他們養成不好的習慣。小朋友腸胃功能本來就弱，再加上父母本身也是過敏體質，小朋友有很大的程度是過敏體質，經常吃冰涼的食物及茶飲肯定會損傷脾陽，脾陽是後天之本，脾陽一傷，病也來了。這些小朋友看完診後，我又千交代萬交代一定要戒冰，有戒冰的小朋友病好得特別快。我在臨床上觀察治療長高的小朋友，他們如果戒冰涼食物及茶飲，長高的速度就很正常，如果吃到冰涼食物、茶飲，長高立即停止，又要耗費時間才又開始長高，臨床數千人屢試不爽。

1 **脾主運化：**脾具有將水穀所化精微之物（營養物質）運轉輸送，消化吸收。

2 **脾主昇清：**脾具有將精微之物上輸至肺部之功能。

3 **痰溼體質：**因氣血失調，體內津液停滯，因而聚溼生痰，導致浮腫、困倦等症狀。

脾虛衰，變醜變胖統統來

其實脾就好比火爐，陽氣就是柴火，不斷地燒柴火，但是又拚命加冷水，水怎樣也燒不開，等到木柴沒了，水也冷了，就代表脾陽虛衰。臨床上看到先天脾虛衰都是痰溼易胖體質，《黃帝內經》講：「陽生陰長，陽殺陰藏」[4]，就是我們吃進去肚子裡的食物都是靠脾胃的陽氣運化才能化生氣血，人體有了氣血濡養才能生長。如果脾陽受傷，易導致腹瀉腹脹，久洩久利，便祕，時間久了就會影響腎陽，出現手足不溫、畏寒尿多、痛經、精神倦怠，下肢水腫……等症狀。

我臨床上有一位患者，是三十幾歲五星級飯店的主廚，小伙子長得很帥，廚藝也很好，曾經帶他父母來看診，我對他印象深刻，沒想到一年沒見，他變得滿臉痘痘，一喝冷飲或喝一些清熱解毒的藥就拉肚子，舌苔超厚，晚上也睡不好，口臭嚴重，根本不敢交女朋友。我問他到底怎麼回事？他苦笑說：「因為在廚房工作溫度高，所以每日二到三杯冰的手搖飲，一年下來就變成這樣的情況。」我開了大劑量附子理中湯、胃苓湯，調理了半年身體終於恢復正常，又回復了從前的帥小伙子，連診所的護士小姐都說他太帥了。

有一回到上海出差，中午吃飯時公司同仁她們全部都在吃蔬菜水果，我問她們：「妳們是在減肥？」她們異口同聲告訴我說：「對啊！這是最新的減肥法，大家都小了一號。」我又追問：「每一餐都一樣？」她們說都一樣，我告訴她們：「減肥我贊成，但是不吃主食可不行，單吃蔬菜水果易傷脾胃，脾胃沒有五穀的滋養，無法得到溫暖，氣血虧損，身體健康就出狀況。」《黃帝內經．素問》中說：「五穀為養，五果為助，五畜為益，五菜為充，氣味合而服之，以補精益氣。」從這句話就知道，只有五穀才能真正補養身體，瓜果蔬菜只是起到輔助作用。我一再地勸說她們，營養一定要均衡。隔了三個月我又出差到上海，其中有兩位姑娘私底下問我：「樓醫師，我的大姨媽離家出走了，怎麼辦？」我就問她們是不是還在用瓜果減肥？她們低著頭說：「對。」我跟她們說減肥減出問題了，於是告訴她們早

4 **陽生陰長，陽殺陰藏：**指陽生時陰也需長，以克制陽過盛，陽氣收時陰氣也要藏，陰陽相互克制，以達調和。

餐用酒釀蒸蛋，平時用八珍湯燉排骨喝，戒冰冷的食物和飲料，隔了兩個月她們就把姨媽找回來了。

正確的減肥方法是飲食平衡，你可以吃的種類多但是量不多，這樣子才是真正營養均衡的減肥，否則體重下降身體卻垮了，就得不償失了。

從生理病理上來說，我們人體需要攝入一定量的碳水化合物，用以維持身體七十％的能量供應，雖然蔬菜水果都有碳水化合物，但是含量少很多，吃蔬果減肥主要是因為其中的纖維素吸收胃酸和水分後膨脹，就有飽足感，可以減少食量，攝取的熱量不足，身體只能燃燒脂肪甚至燃燒蛋白質來提供能量，長期下來就會出現各種代謝疾病。

思慮太過，吃飯配3C，脾之大傷

《黃帝內經》說：「脾主思，思傷脾」最近有個病患就很典型，是一家科技公司的老闆，之前因為腫瘤的問題找我看診，調理了一段時間身體狀況很好，最近又來找我。見面時看他臉色發黃，我嚇了一跳，問他腫瘤又復發了？他說沒有，檢查都很正常，接著開始診療。我問他：「是不是睡不好，吃不下？」他說：「對啊。」我又問他：「你最近生意很好啊，晶片還缺貨，疫情期間也只有3C產業大賺，其他產業能不賠就不錯了。」他說：「二〇二〇年比去年成長六十％，手上訂單都到了二〇二一年底。」聽完他的敘述我告訴他：「你應該高興，身體狀況應該不錯才對？」他說：「雖然訂單滿檔，但是產能趕不出來，最主要原因不是自己公司而是配合廠商趕不出來，國際客戶幾乎天天催，有時一天催好幾次，甚至對方老闆親自來催。」他說自己煩惱到連吃飯睡覺都在想，最近只要一吃東西就胃脹，吃下去就堵住。

這樣的狀況就是思慮太過導致脾氣虛了，西醫認為，人在思考的時候大腦供血增加，而脾胃的供血則會大幅下降，所以喜歡思考的人脾胃供血不足，長久下來脾胃功能肯定受影響，這類人容易得脾胃疾病。

我們現在的生活中訊息量如此之大，每日要處理的事情那麼多，要如何防止因為思慮傷脾非常重要，那麼應該如何做？

1. 每工作一～一．五小時，要起來活動一下筋骨，尤其是手腳，時間大約五分鐘，此時的重點是不能滑手機，一滑手機就在動腦，身體會更疲勞。

2. 千萬不要在吃飯時思考或滑手機，因為用餐時及餐後一小時腸胃都在工作，此時處理工作、學業都會造成脾胃的負擔，長期下來你的腸胃系統怎麼會好。

3. 多吃一些補脾的食物。例如：紅薯、山藥、蓮子、西谷米、小米、大米、薏米、大棗、山楂……等。

4. 如果你是常動腦，腸胃消化又不好的人，平時可以用山楂九克、炒麥芽九克，接著用一百度沸水沖泡當茶喝，如果食慾不振可以服用六君子湯或香砂六君子湯，來照顧你的脾胃。

脾胃講完了脾，我們再來談談胃，臨床上我們看到越來越多的年輕人有胃方面的疾病，通常造成的原因有四：

1. 不吃早餐

現在的年輕人（包括學生）都有晚睡晚起的習慣，平常日總是匆匆忙忙地上班上學，放假日可以睡到中午以後，久而久之早餐就變成過去式了。臨床上看過一個病人身高一百八十七公分，體重八十六公斤，不到三十歲就有了一家電玩公司，生意做得挺火，按理說應該是人生贏家，但是來看診時臉色蠟黃，不像春風得意的臉。把了脈看了看舌頭，我問他：「你有胃潰瘍、胃食道逆流，吃了東西就胃脹胃痛，晚上睡眠差（胃不和、臥不安）。」他告訴我都對，我跟他說：「縱使你的胃是鐵胃，不吃早餐就好像胃黏膜缺了保護傘，中醫講七～九點胃經當令，九～十一點脾經當令，這兩個時間都是脾胃工作的時候，胃酸分泌相當旺盛，長期沒有早餐這個保護傘，你的鐵胃能撐多久？胃黏膜被胃酸腐蝕了，接下來胃壁也被溶解了，胃壁是你身上的肉，你的胃能不痛？」

我告訴他如果你不管它，再來就是血管破裂引發胃出血，再嚴重一點就胃破裂引起胃穿孔，再往下走，就到了胃裡的東西流入原本無菌的腹腔內，因而引發腹膜炎，那可是會死人的，縱使你有再多的錢，到時候錢在銀行而人在天堂，老婆投入別人的懷抱，用著你用命換來的錢。聽到這裡，他臉色不只蠟黃而且慘白。我告訴他只要晚上早點睡，早餐吃糯米一百克加上紅棗八枚煮粥每天吃，並且每天用八克玫瑰花（乾的）冲茶喝，並且配合一些中藥，一個月後胃的症狀不見了，三個月後臉色恢復紅潤。

2. 愛喝冷飲

最近有一個十五歲的中學生來找我看長高，我把了他的脈，看了看他的舌頭，我問他：「是不是很喜歡喝冰的飲料？」他說：「對，幾乎每日一杯手搖飲料。」我告訴他：「你的脾胃虛弱。」他說：「有時吃到冰的或辣的就容易拉肚子，最近因為天冷，幾乎每日都吃火鍋。」我跟他說：「你每天喝冰的，胃的微血管就會收縮，吃到火鍋或辣的，微血管擴張，每日這樣一冷一熱，長時間下來胃的血管很容易變得脆弱，就容易引起胃出血。」中醫認為胃屬陽臟，喜燥惡溼，胃陽來推動胃的工作，長期冷飲熱食交織在一起最容易損胃。

3.減肥節食致脾虛

有過減肥經驗的人會發現，剛開始減肥時，到了晚上可能會餓得受不了忍不住想吃東西，但時間長了就會感覺自己好像沒有食慾，這是因為人在不吃東西時胃酸分泌較少，一開始大腦還會刺激身體有飢餓感，時間久了胃分泌的酸越來越少，飢餓次數越來越少，慢慢就沒有食慾了。你不吃飯身體就沒有能量，胃的功能就越來越差。

4.憂鬱

以生理病理角度來看，人在心情低落的時候，胃黏膜分泌的胃液減少，血管缺血，胃壁運動減少，你這個時候吃東西本來就不易消化，容易得胃病，長時間更容易得胃潰瘍。我在臨床上發現要治療胃病，一定要加入一些治療情緒的藥，這樣胃病也好得快。

抗氧化的補虛方法

德國藥劑師烏維．格魯伯（Uwe Gröber）在其《微量營養素：實務上的忠告與建議》一書中，針對抗癌與抗心血管疾病，對健康成年人的抗氧化物質血液濃度，提出建議（見表4-1）。

腫瘤疾病在許多國家是心血管疾病以外的第一大死亡原因。「惡性腫瘤」一經確定可能立即徹底改變一個人的生活，儘管過去幾年來，醫學界在許多腫瘤疾病的治療方法上已有明顯的進步，但在癌症的治療及癌症原因的研究方面，還有許多尚未解決的問題。

表 4-1　健康成年人的抗氧化物質血液濃度

抗氧化物質	血液濃度（血漿 / 血清）
維生素 C	>60 μmol/l
α- 生育酚（維生素 E）	>30 μmol/l
硒	>120 μg/ml
β- 胡蘿蔔素（維生素 A）	>0.4μmol/l
輔酶 Q10	>1.2 μg/ml

過去幾年來，許多科學研究皆指出，「自由基」可能是腫瘤發生與成長的主要原因，新的研究指出，自由基捕捉劑輔酶Q10、硒、維他命C等物質在預防和治療方面，皆扮演重要的角色。此外，在接受必要的化學治療過程中，這些物質還可減輕化療的副作用。

Q10

一般而言，腫瘤病患的血清輔酶Q10濃度遠低於標準值。美國生物化學家卡爾．弗爾克斯（Karl Folkers）博士率領的團隊曾經對八十三名罹患八種不同癌症的病患進行研究。其中乳癌病患血液中的輔酶Q10濃度明顯不足，為所有實驗對象中血清輔酶Q10濃度最低者，其次為肺癌病患。

目前研究指出，服用輔酶Q10對疾病的治療具有正面作用，而且不會影響化療效果。癌症病患在服用輔酶Q10後，淋巴細胞和血液免疫球蛋白G（IgG）的濃度皆上升，許多相關研究指出，腫瘤疾病的臨床症狀會隨著輔酶Q10濃度的增加而明顯減輕。

在腫瘤細胞上未觀察到在健康細胞中輔酶Q10具有的正面能量作用，可能的原因是腫瘤細胞缺少過氧化氫酶。

Blitznakov博士之前率領其團隊進行的動物實驗，讓人印象特別深刻，他們在老鼠體內注入致癌物質，引發腫瘤。研究人員將老鼠分為兩

表 4-2　輔酶 Q10 對腫瘤的影響

輔酶 Q10 對腫瘤形成的影響		
出現腫瘤之後	對照組	Q10 組
55 天	85%	25%
69 天	100%	55%
77 天	-	77%
輔酶 Q10 對腫瘤尺寸的影響		
出現腫瘤之後	對照組	Q10 組
55 天	250mm^2	95mm^2
83 天	360mm^2	170mm^2
97 天	930mm^2	580mm^2
輔酶 Q10 對死亡率的影響		
出現腫瘤之後	對照組	Q10 組
55 天	5%	0%
111 天	50%	15%
132 天	100%	-
300 天	-	20%

組，一組攝取輔酶Q10，另一組不攝取輔酶Q10，並且觀察兩組老鼠的腫瘤形成頻率、腫瘤尺寸和死亡率。每個觀察項目都得到令人驚訝的結果：在輔酶Q10的作用下，腫瘤的形成時間延後許多，腫瘤尺寸（以比較時間點為準）小了許多，而且死亡率也大幅減少。三百天之後，對照組的所有老鼠皆死亡，而輔酶Q10組還有八十%的老鼠存活！（見上頁表4-2）

維生素C

一九九四年，Lupulescu博士在國際知名期刊《國際維生素和營養雜誌》（*Journal of Nutritional Science and Vitaminology*）發表一篇有關維生素C與癌症預防及治療關係的概略性文章，其中指出維生素對細胞的新陳代謝能發揮許多作用，而這些都是維生素「抗腫瘤」特性的基礎。許多科學統計研究皆指出，維生素不足會增加罹患癌症的風險，保持最佳的「維生素狀態」對於預防癌症似乎會有不錯的效果。

有關維生素C（抗壞血酸）和惡性腫瘤關聯性的臨床研究不勝枚舉。例如，史瓦茲博士（Dr. Schwartz）及其研究團隊觀察到維生素C對胃癌、直腸癌和子宮口部位癌病變的治療效果。

這項觀察獲得其他科學家的證實。一九九三年，波帝希曼博士（Dr. Potischman）在《營養學期刊》（*Journal of Nutnition*）指出，維生素C特別能降低吸菸女性子宮口部位病變（子宮頸上皮分化不良）的風險。同年，劉博士（Dr. Liu）在《癌症流行病學》（*Cancer Epidemiology*）專業期刊上，同樣就維生素A和C不足，而增加子宮頸上皮分化不良的風險提出觀察報告。

漢森博士（Dr. Hansson）和張博士（Dr. Zhang）在知名的《國際癌症期刊》（*International Journal of Cancer*）發表維生素C不足與胃癌關係論文。史坦梅茲博士（Dr. Steinmctz）於一九九三年在《癌症研究》（*Cancer Research*）發表研究報告，指出婦女定期服用維生素C有助於降低肺癌風險。

結論1：許多惡性腫瘤都伴隨偏低的血液維生素C濃度

根據美國國家衛生研究院（National Institutes of Health，NIH）醫學期刊PANS第一〇四期，於二〇〇七年五月十四日發表之有關維生素C治療癌症相關報告內容顯示，由於癌細胞缺乏過氧化氫酶（H_2O_2酶），因而無法消除過氧化氫被分解後所產生的氫氧根自由基（OH^-為人體所存在自由基中殺傷力最強的一種），但正常細胞具有過氧化氫酶，因此不會被氫氧根自由基傷及。研究者根據這項特性，透過維生素C大劑量使用以還原鐵離子的機轉，將癌細胞內的三價鐵（Fe^{3+}）還原成二價鐵（Fe^{2+}），接著二價鐵 Fe^{2+} 和 H_2O_2 作用，形成 OH^- 氫氧根自由基，透過氫氧根自由基於癌細胞內形成，癌細胞得以被輕易消滅，但是卻不會傷及正常細胞。

流行病學研究指出，維生素C以不同的方式影響腫瘤的發生，維生素C的濃度和許多癌症的發生機率之間具有密切的關聯。抗壞血酸是一種高效水溶性抗氧化物質，不僅能去除有害自由基的攻擊性，保護蛋白質、脂肪和基因物質，還能和輔酶Q10一樣，與氧化的維生素E產生「反應」。此外，維生素C還能多方面強化人體的防衛系統。

結論2：血液中的高濃度維生素C可以預防胃癌

筆者在臨床上用中藥配合高劑量 Vit C（維生素C；維他命C），治癒無數疾病。以筆者本身為例，二〇二一年的春節全家到墾丁過春節，除夕晚上吃海鮮，不曉得是海鮮吃過量還是海鮮變質，吃完後回到民宿和家人泡茶聊天，忽然覺得全身畏寒，沒多久全身發燙，一量體溫三十八．八度，我立刻上樓拿中藥（腸胃藥）配上高劑量 Vit C，溫水服下，下樓繼續和家人聊天，過了一個小時後，覺得全身通體舒服，一量體溫降至三十七．五度，睡前又服了一次高劑量 Vit C，半夜起床喝水順便量體溫，此時體溫為三十六．五度，就這樣急性腸胃炎就好了。所以平時維持血液中維生素C的濃度，在正常情況下就不容易生病。

硒

硒是人體不可缺少的微量元素，藉由麩胱甘肽過氧化物酶的合成，而成為對抗自由基的細胞保護因子。體內酵素和信使物質是保持身體健康不可缺少的元素，而硒是許多酵素和信使物質的重要成分。

許多研究陸續揭露血液低硒值與腫瘤細胞發生機率的關聯性。硒具有多樣的「抗腫瘤」特性：保護組織避免有害輻射、積極刺激免疫系統、干擾腫瘤細胞的生長、減少化療副作用。

這些功能主要是藉由使用硒元素的酶所進行，即所謂的麩胱甘肽過氧化物酶。維斯柏格（Weisberger）博士及其研究團隊早在三十多年前就在世界知名的醫學專業期刊《血液》（*Blood*）發表相關論文，證實硒對血癌病患的治療效果，另外諸如肝腫瘤、胃腫瘤、初期肺癌及其他惡性腫瘤疾病，都在臨床試驗中加入硒。

＊　＊　＊

就在幾年前，由洛克伍德（Lockwood）博士領導的丹麥醫師研究團隊以末期乳癌病患為研究對象，發表了一些令人驚嘆的數據。三十二位乳癌病患除了接受一般化療外，還接受十八個月的輔酶Q10、高劑量維生素C、硒和其他物質治療。病患以更快的速度改善生活品質，體重不再繼續下降，對止痛藥的需求亦明顯下降。原本預期會有四位腫瘤病患死亡，但實際上在觀察期間無任何病患死亡。

輔酶Q10、維生素和抗氧化高效微量元素不能取代現代化療，也不是萬靈丹，但在癌症的預防與治療方面，卻具有鮮為人知的作用。在明顯缺乏特定抗氧化物質的情況下，抗氧化補虛療法已證實具有良好的腫瘤預防效果，在後期癌症傳統治療方面，許多研究亦證實其良好的輔助效果，因而針對特定癌症鼓勵使用抗氧化高效微量元素，特別是其單方物質形式[5]。

抗氧化物質「相互合作」共同對自由基進行「解毒」。輔酶Q10是脂溶性抗氧化物質中，扮演關鍵角色的自由基捕捉物質，而維生素C則是細胞含水部位不可缺少的抗氧化物質。

維持最佳的輔酶Q10濃度和理想的維生素狀態，是預防癌症的首要任務，但須注意劑量的調整與利用。

我在臨床上用中醫加上抗氧化補虛療法，以及部分配合西醫的手術，進而取得不錯的臨床效果。有一位臺商罹患了肝腫瘤，最大八公分（其他小的無數），經醫院評估剩三個月壽命，我建議他首先切除最大的腫瘤，再配合中醫和抗氧化補虛療法；到二〇二一年滿五年，肝上腫瘤已全部消失，切除之肝再生超過五十五％，連幫他切除腫瘤的醫師都為之驚奇。

5 **單方物質形式：**保健食品有「單方」與「複方」兩種不同的形式，對於人體的吸收及利用上則各有其優點。一般而言，單方的消化吸收率會比較好，因為成分單純較不會產生交叉影響的問題。而某些情況則是需要複合的配方才能達到完整的效果，透過專業的技術（如礦物質與胺基酸螯合）來增加人體的消化吸收率。

防治各種癌症這樣做

預防癌症的積極作為很多，通則就如前面兩節所說，提升陽氣（免疫力），避免寒氣入侵，顧好後天之本，再者就是情緒保持開朗穩定，加上飲食作息正常，不熬夜，基本上已經能夠很大程度地預防癌症找上門。但是每個人的先、後天體質都不同，先天弱臟若沒有特別養護，很容易就受內、外因的影響而產生病變。內因指的是個人體質與情志因素，外因指的是外在環境（居地環境、氣候、感染源等）。如前所述，筆者有許多患者都是積極養生的人，卻仍罹癌，除了剛好遇到癌症坎點之外，不懂得保養弱臟，不了解個人體質也都有關聯。

以下針對幾種常見癌症，提供簡單易行的防治方法。然癌症的種類遠不只這些，讀者們只要記得，透過了解個人體質及弱臟，越早開始根據個人體質做調養越能提高抗病力及防癌力。再者就是透過筆者的這套大數據演算系統來「算癌症」，如此就能在癌症發生前積極做好防治功夫，降低罹癌機率。

肺癌

肺臟是身體裡最嬌嫩的器官，太燥太溼都不行，且自淨能力是最差的，比其他器官更容易受外在環境所傷害。不同於肝、脾、腎可透過各種管道將毒素排除，肺唯一的自淨方式就是呼出穢氣，倘若吸入過多的有毒物質或是懸浮微粒（二手菸、空氣汙染），使得肺組織細胞受損的速度大於修復的速度，不消幾年肺臟就會開始產生病變。然肺病變最棘手的地方是，初期症狀與感冒及過敏、氣喘相同，因此常被忽略，直到症狀嚴重時往往已經錯失治療佳機。而反覆感冒及過敏、氣喘者，因為肺臟長期受到刺激，導致慢性發炎，使得肺臟細胞比一般人更容易癌變，因此這些人更應注意，避免外在環境（汙染源、過敏原）的過度刺激，並強化肺臟的自淨功能及修復再生力，才能避免罹患肺癌。

預防肺癌這樣做

日常生活

1. 出門戴口罩。
2. 戒菸及避免二手菸。
3. 煮菜時少煎、炒、炸以減少吸入油煙。
4. 室內使用空氣清淨機。
5. 經常深呼吸。
6. 經常敲肺經。

日常飲食

1. 多吃雪梨、豆漿、白木耳、花生、百合、山藥、杏仁、桑葚、葵瓜子、荸薺、豬皮、茯苓、川貝、金棗、枇杷、蕗蕎……等。
2. 有咳嗽、痰等症狀者應避免油炸、蝦、蟹、魚、高脂肪、生冷的食物。

3. 多吃莓果類，例如覆盆子、黑莓、草莓、石榴、葡萄……等，含有豐富的抗氧化劑，可以清除導致肺部感染的致癌物質。

保健茶飲

1. 乾百合三十克，煮一千毫升水當茶水喝，一天一次。
功效：滋陰潤肺，緩解乾咳。

2. 北沙參三十克、黃耆十五克，煮水一千毫升，放涼飲用，一天一次。
功效：養陰清肺、益胃生津。

保養穴道

1. **太淵穴：**大拇指立起時有大筋豎起，在筋內側凹陷處，摸起來有脈搏跳動之處。

2. **合谷穴：**位於手食指、大拇指指縫虎口處，五指併攏時，虎口部位肌肉隆起最高的地方即是。

按摩方法：每個穴位按壓一百下，一天兩次。

❶

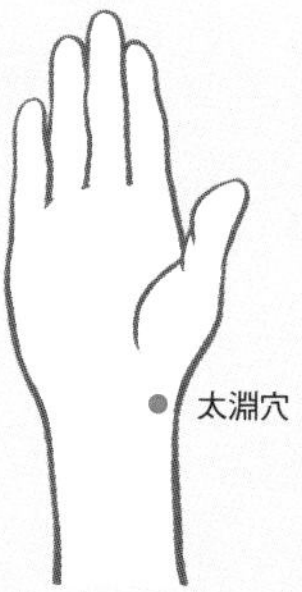

❷

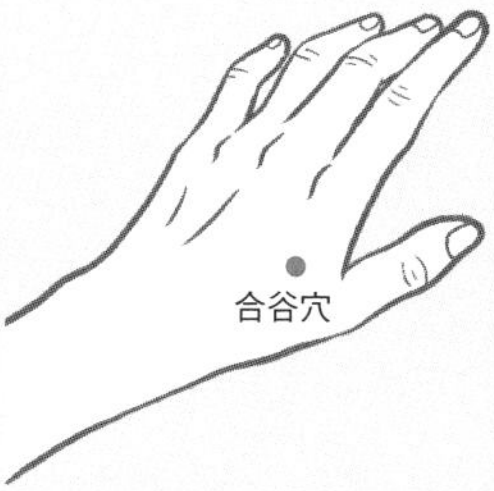

保養藥膳

銀耳羹

功效：潤肺、養顏、健脾胃。

材料：泡發白木耳五十克、百合四十克、紅棗八顆、枸杞十克、蓮藕粉十五克、冰糖少許。

做法：

1. 將白木耳、百合、紅棗、枸杞洗淨放入碗中，加入冰糖及一千五百毫升的水。
2. 放入電鍋蒸兩次，每次外鍋放一米杯水。
3. 煮熟後略放溫，再拌入蓮藕粉即可食用。

【注意事項】剛煮好時不宜立刻拌入蓮藕粉，以免藕粉結塊。

木瓜棗梨湯

功效：生津止咳、清肺熱、開胃。

材料：水梨一顆、蜜棗三顆、木瓜半顆、豬骨半斤。

做法：

1. 水梨、蜜棗、木瓜洗淨，去心切塊。
2. 豬骨洗淨汆燙去血水。
3. 將1與2入湯鍋，加水一千五百毫升。
4. 用中火煮滾後轉小火燜十五分鐘即完成。

燉雪梨

功效：止咳、清肺燥、養顏。

材料：水梨一個、冰糖少許、西洋蔘三克。

做法：

1. 水梨去皮挖心。
2. 將冰糖及西洋蔘填入水梨，置於碗中。
3. 用電鍋隔水蒸熟即可食用。

【注意事項】此品宜溫熱吃，不可冰涼後食用。

乳癌

乳房是肝經及胃經巡行的器官之一，但主要受肝經所影響。因此如果長期肝鬱導致脾虛及腎虛，很容易就會產生乳房病變。乳癌成因大致上有遺傳、情緒（緊張、追求完美、多操煩、急躁易怒）、早熟、肥胖、年齡邁入中年後期、月經早來（早熟）、月經結束晚，有這些情況的人發病機率較沒有的人高。卵巢功能低下或是發育差的人反而較少機率罹患乳癌。另外，停經後顯著肥胖者、糖尿病、甲狀腺機能低下、喜歡吃肉及甜食、高脂肪、高蛋白食物者也特別容易罹患乳癌。

以中醫的觀點而言，會罹患乳癌的人不外乎兩種體質，一種是脾溼熱體質，一種是胃寒溼體質[6]。脾溼熱體質的成因來自於肉類、甜食、高脂肪、高蛋白等食物；另一種則是胃寒溼體質，成因是脾胃本身過度虛寒，再加上蔬菜水果等寒涼性食物吃太多，胃氣受寒凝滯無法正常運作，於是產生溼阻。這兩種人的體質完全不同，飲食習慣也都相反，但卻都可以造成乳癌，原因就在於「脾溼」。

---

6 **溼、熱、寒：**均指致病因素，中醫認為有六種致病的邪氣，分別為：風、寒、暑、溼、燥、火（熱），脾溼熱是因脾虛無法正常運化，導致溼氣停滯於體內，溼氣久留化熱；當溼熱同時侵犯人體，會導致身體產生慢性發炎，會有四肢沉重、臉部油光滿面、生瘡等身體症狀。而溼寒體質的人，則會因為陽氣不足、身體代謝率差，產生手腳冰冷、腹瀉、嗜睡等症狀。

預防乳癌這樣做

日常生活

1. 產後哺乳期的婦女們應先把乳汁排完，讓該疏洩的乳汁疏洩出來，盡量不要打退奶針。
2. 少抑鬱，不要急躁易怒，少煩惱、不緊張焦慮。
3. 維持身材適中防止肥胖。
4. 洗澡時用溫水沖乳房，經常拍打（手掌拱起來呈空心狀拍打）按摩乳房。
5. 盡量不要吃避孕藥以及含雌激素的食品。
6. 維持陰陽平衡，已婚婦女與另一半保有固定的性生活能降低乳癌風險。
7. 早晚各做一次腹式呼吸，一次五分鐘。

日常飲食

1. 多吃金桔餅、牡蠣加薑、豆漿、紅薯、五穀米、粗糧、黑芝麻、核桃、大蒜、洋蔥、綠花椰菜、葡萄、草莓、香蕉、無花果、捲心菜、胡蘿蔔、香菇、蘆筍、燕麥、小麥、海帶、黑木耳。

2. 增加全穀類的攝取，盡量避免精緻及加工過的食物。

3. 飲酒要節制。

4. 肉類宜選擇瘦肉，來源以白肉較好，限制紅肉的攝取量。

保健茶飲

1. 生麥芽三十克、薄荷十克、柴胡六克、香附十克、烏梅十克、柏子仁九克、酸棗仁九克、玄參三十克，加入一千～一千五百毫升的水煮開，當開水喝。

功效：疏肝解鬱。

2. 薄荷十公克、小麥十五公克、紅棗十個、甘草五公克、百合一百公克、蓮子十公克、冰糖四公克，加入一千五百毫升的水煮開，當開水喝，一星期喝三到四天。

功效：理氣安神、鎮靜情緒。

保養穴道

1. **三陰交穴：**腳踝內側三指幅處。
2. **太衝穴：**位於足背側，大拇趾和第二趾中間兩根骨頭交會凹陷之處。
3. **內關穴：**手腕橫紋往上三指幅處。

按摩方法：每個穴位按壓一百下，每天兩～三次即可。

❶

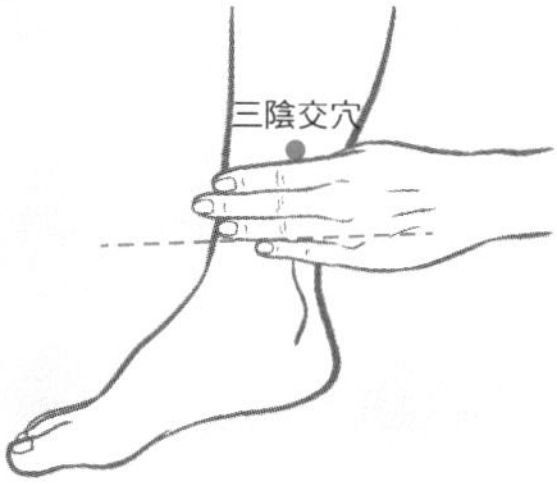

❷

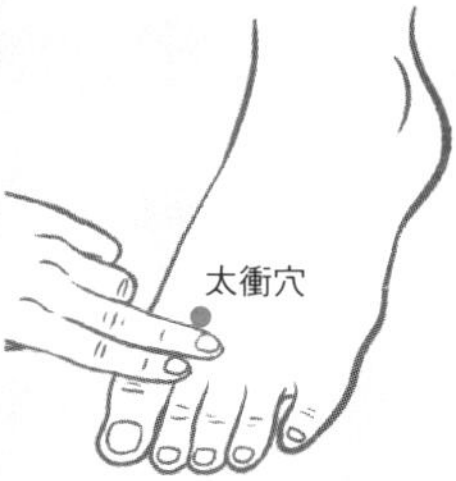

❸

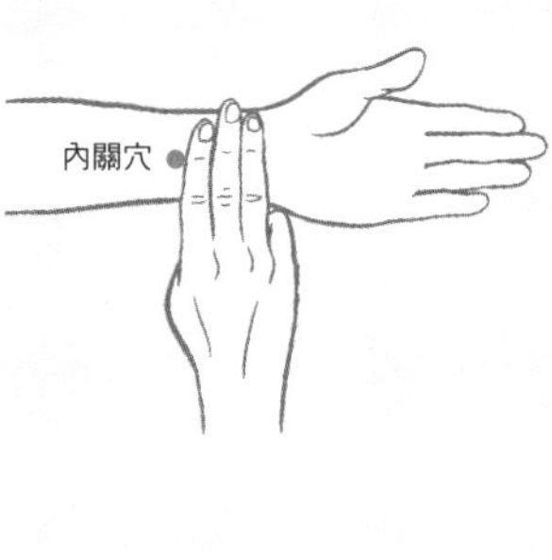

保養藥膳

文蛤豆腐湯

功效：健脾除溼、軟堅散結。

材料：文蛤兩百五十公克、豆腐一塊、海帶五十公克、老薑五片。

做法：

1. 文蛤吐淨腹沙，豆腐切塊，所有材料洗淨置於鍋中，加入一千毫升的水。
2. 用中火煮約二十分鐘，待文蛤開殼，其他食材熟透即完成。

金桔麵線

功效：理氣、解鬱、提高肝臟解毒功能。

材料：金桔餅三十克、麵線兩束。

做法：

1. 麵線洗去鹽分，以沸水煮熟後撈起，立刻浸泡冰水備用。
2. 金桔餅切小丁備用。
3. 起油鍋，先下金桔餅略炒，再下麵線，將食材拌炒均勻即可起鍋。

柴胡雞湯

功效：疏肝解鬱，改善氣滯血瘀。

材料：芍藥十克、甘草十克、柴胡六克、枳殼六克、鹽巴少許、雞腿一隻。

做法：

1. 將雞腿切塊，放入滾水中氽燙三到五分鐘，去血水。
2. 把上述藥材簡單清洗後，裝入麻布袋中束緊。
3. 將雞腿肉、藥材包放入電鍋中加水一千毫升，外鍋加三米杯水（每杯約兩百二十毫升）燉煮。
4. 煮至電鍋開關跳起，雞肉軟爛後，依個人口味加入鹽巴調味，即可食用。

【注意事項】脾胃虛弱及孕婦慎服。

肝癌

肝臟是人體最大的臟器，最大的藏血庫，最忙的器官，也是最重要的代謝工廠。目前還無法做出人工肝臟或是裝置來模擬肝臟的所有功能。肝臟除了供應人體每天所需的能量與合成分泌性蛋白質之外，它還是體內最重要的解毒器官。

肝臟雖然是唯一可再生的器官，卻也是唯一沒有神經系統的器官。因為沒有神經傳導痛覺作為警告，所以等到出現不適感時往往已經難以挽救了。特別值得一提的是，根據全球的醫學統計，東方民族罹患肝炎及肝癌的比例比西方民族高出數倍，而中華民族更是其中的TOP1。

現代人由於工作或玩樂的緣故經常熬夜，然而凌晨十一點～三點為肝膽經循行與修復時間，經常熬夜會使得肝膽經無法正常作用，長期下來肝臟容易產生病變；而飲酒過量會導致酒精性脂肪肝，形成所謂的溼熱體質，而溼熱易生痰瘀，痰瘀則生癌，這就是脂肪肝易引發肝纖維化或肝癌的原因。由於肝臟屬肝經循行的器官之一，因此負面情緒也會影響肝臟，從而導致病變。

千萬記得，肝臟是沉默的器官，不要等到身體有異狀才去檢查。有家族病史以及B肝C肝帶原的人，三十歲之後最好每年檢查一次；而年過四十的人不管有沒有家族史，每年定期做健檢才能確保無虞。

預防肝癌這樣做

日常生活

1. 有病毒性肝炎者應定期追蹤，並建議同時檢測甲種胎兒蛋白（AFP）與腹部超音波。
2. 新生兒要注射B肝疫苗。
3. 不與人共用刮鬍刀、牙刷。
4. 保持身材適中，不要過度肥胖。
5. 不要熬夜。丑時（淩晨一點~三點）肝經氣血旺盛，是養肝血時間，請入睡，並睡滿六~七．五小時。
6. 建立固定運動的習慣。鍛鍊腹部肌肉群。
7. 少生氣，放輕鬆，保持愉快的心情。大怒傷肝，保持平心靜氣才能減少肝的損害。

8.敲膽經：從腰部兩側至腳底，由上往下敲，具提升免疫力的作用。
9.常抱樹或靠著樹坐下，能補充肝木之氣，疏肝解鬱。
10.勿久視，勿左側臥睡。

日常飲食

1.飲食清淡，減少外食。
2.多吃紅棗、芝麻、綠色蔬菜、杏鮑菇、魚、韭黃、肉桂、木瓜、綠棗……等。
3.多吃養肝食物。中醫五大養肝食物為葡萄、紅蘿蔔、海帶、奇異果、楊桃。
4.少飲酒。每日酒精攝取量約十二～十五公克，依酒精濃度不同，例如：啤酒約三百六十毫升（鋁罐一罐）、水果酒約一百二十毫升、烈酒約三十毫升。
5.不吃不新鮮或保存不當的堅果（花生、腰果、瓜子……）、豆類、米、麵粉等食物。穀類及堅果類很容易產生黃麴毒素，是強烈的致癌物。

保健茶飲

1. 浮小麥六十克、酸棗仁十克、炙甘草四克、百合十克、薰衣草一湯匙，加入一千五百毫升的水，煮開。一週飲用二～三次。

功效：清熱除煩、養心益肝、安神。

2. 菟絲子六克、枸杞五克，加水五百毫升，煮開後當茶飲用。一週飲用二～三次。

功效：補腎益精，養肝明目。

保養穴道

1. **太衝穴：**位於足背側，腳大拇趾和第二趾中間兩根骨頭交會凹陷之處。
2. **陽陵泉穴：**位於小腿外側，腓骨頭前下方凹陷處。
3. **肝俞穴：**肝之背俞穴，位於背部，第九胸椎棘突下，旁開一．五吋處。是肝臟在背部的反應位置點。

按摩方法：每個穴位按壓兩百下。

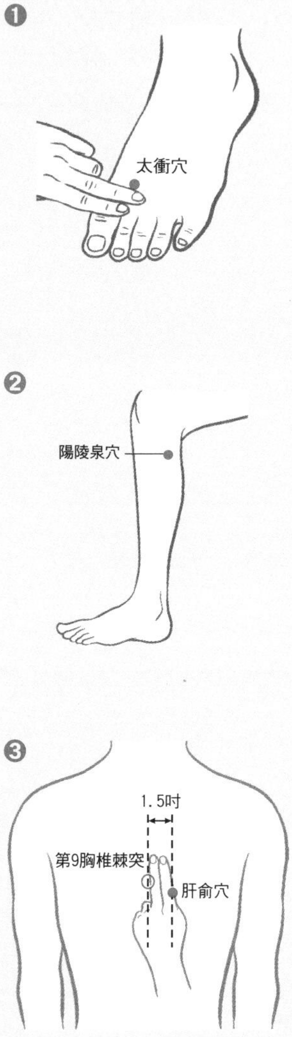

保養藥膳

絲瓜蜆精湯

功效：護肝、利造血、除溼清熱。

材料：絲瓜一條、蜆一斤、薑絲適量。

做法：

1. 蜆以水加少許鹽洗去外殼黏液備用。
2. 絲瓜洗淨，去皮、去頭、去尾，切塊備用。
3. 起油鍋，略炒香薑絲，加入絲瓜拌炒，再加入蜆拌炒均匀。

4. 蓋上鍋蓋，燜至絲瓜出水，蜆殼打開即可起鍋。

栗子香菇糙米粥

功效：益氣補脾、補肝腎、降血脂。

材料：栗子五粒、乾香菇一朵、糙米五十克。

做法：

1. 糙米洗淨加水三百毫升，浸泡四小時。
2. 栗子泡軟切碎，乾香菇泡軟切絲。
3. 三者一起入電鍋蒸煮至熟爛即可食用。

【注意事項】腸胃功能不佳者不宜多吃。

菇菇烏雞湯

功效：滋養肝腎、養血益精。

材料：杏鮑菇兩朵、乾香菇五朵、烏骨雞半隻、枸杞十五克、紅棗八顆、黃耆十五克、水一千五百毫升。

做法：

1. 杏鮑菇洗淨切塊，乾香菇泡軟切絲。
2. 枸杞、紅棗、黃耆、洗淨備用。
3. 烏骨雞切塊，汆燙後洗去雜質備用。
4. 將所有材料入鍋中，加水燉煮至滾後，轉小火慢燉一小時即可。

大腸癌

全世界的大腸、直腸癌都在年輕化。根據國際癌症研究機構（IARC）發表的一項研究結果，最近十年中，加拿大、英國、愛爾蘭、丹麥、挪威、紐西蘭、澳洲這七個高收入國家，年齡在五十歲以下的年輕人，大腸癌跟直腸癌的發生率每年以高達四%的速度增長。而在東亞地區，臺灣與韓國的大腸癌罹患率更是所有癌症中的第一名。

究其原因，仍與現代人飲食精緻、低纖、高油，高壓生活與作息不正常最為相關。雖然腸癌基因已被找到並證實具有遺傳性，但醫學界也發現，只有「致癌基因被活化」及「抑癌基因失活」兩者同時發生時，癌細胞才會逃過免疫系統的糾察而開始壯大。

什麼樣的情況下會導致「致癌基因被活化」及「抑癌基因失活」呢？答案是化學物質、病毒、放射性物質及壓力。就大腸癌而言，致癌化學物質主要來自於飲食。例如食品添加物，高溫烹調後食物變性導致的致癌物質，還有宿便堆積所產生的有毒物質。

基本上人體有自淨及自癒力，排便就是最主要的自淨功能之一。一旦便祕，就等於開放自家大門讓有毒物質大舉入住，長住以後不病變也難。根據臨床調查，大腸癌患者在發病前，幾乎都有長期便祕的問題，但也有一些病例是長期腹瀉。而研究發現大腸瘜肉是癌變的前哨站，從瘜肉轉變為惡性腫瘤往往僅需要數年的時間。也就是說，便祕↓瘜肉↓腸癌，是腸病變三部曲。

預防大腸癌這樣做

日常生活

1. 養成每天排便的習慣。
2. 每天早晚快走三十分鐘，沒空的人一天至少走一次三十分鐘。
3. 適度鍛鍊腹肌，尤其是女孩子常因腹肌無力而便祕。
4. 用拳頭在腹部以順時針方向畫圓圈，能幫助腸道蠕動。
5. 每天嘴角上揚三十分鐘（最好是發自內心的微笑），可以增強副交感神經的功能，從而促進腸道蠕動。
6. 平常早睡早起，盡量在上班上課前先悠閒地上個廁所。最佳的排便時刻是早上五點到七點大腸經流注[7]的時間，這時候排便最能把體內毒素排乾淨。

7 **流注**：人體氣血流動。

日常飲食

1. 每天任選四種下列的預防腫瘤食物來吃：葡萄、草莓、香蕉、奇異果、無花果、綠色花椰菜、捲心菜（高麗菜）、胡蘿蔔、番茄、洋蔥、大蒜、蘆筍、香菇、燕麥、小麥、海帶、黑木耳。
2. 三餐清淡簡單，高纖、低油、少鹽或去鹽。
3. 少吃燒烤，少吃紅肉。
4. 少喝酒。
5. 盡量不要喝咖啡。
6. 不吃難消化的食物。
7. 每一口食物嚼三十下。
8. 每天起床先喝五百毫升溫開水，一天喝水兩千毫升。
9. 早餐多吃發酵食品，例如納豆、紅麴。

保健茶飲

1. 炒決明子十五公克、紫菀九公克，加入三百毫升的水煮開，放涼後再加入蜂蜜二十毫升攪拌均勻即可飲用。

功效：促進腸道蠕動，幫助排便。

2. 何首烏十克、陳皮十克、橘皮六克、酸烏梅六克，加入一千毫升的水煮開。每週飲用二至三次。

功效：淨化腸胃。

保養穴道

1. **合谷穴：**大腸原穴。位於手食指、大拇指指縫虎口處，五指併攏時，虎口部位肌肉隆起最高的地方即是。
2. **支溝穴：**手腕關節上面四根指幅的位置，在兩個骨頭的中間。
3. **大腸俞穴：**位置在腰背處，約第四、第五椎中間，找到骨盆最高點做一條橫線，跟脊椎交接點，然後往旁邊一．五吋就是大腸俞穴，脊椎左右兩邊都是。

按摩方法：每個穴位按壓一百下，每天二～三次即可。

❶
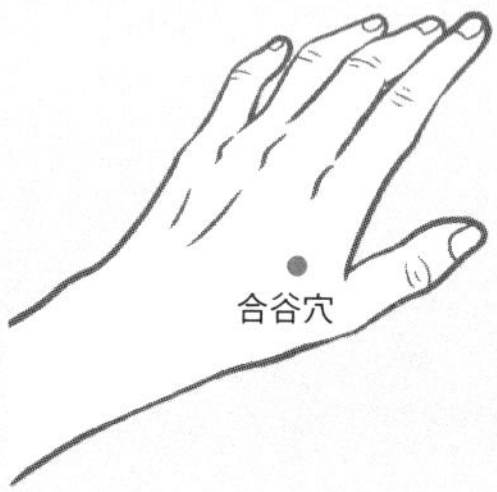

❷
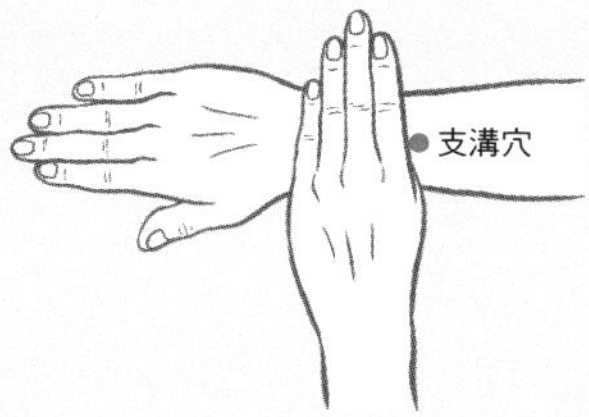

❸
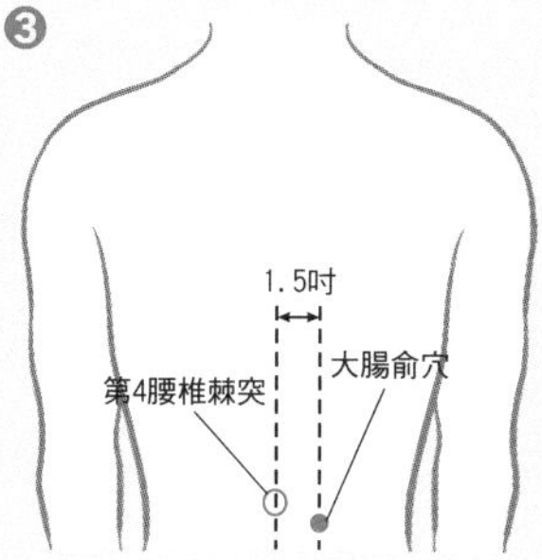

保養藥膳

涼拌綜合藻

功效：改善便祕、淨化腸道。

材料：珊瑚草、海帶芽、納豆各三十克，蒜末、辣椒絲、薑絲、壽司醋、味醂各少許。

做法：

1. 珊瑚草，海帶芽燙熟，用冷開水沖洗，擠乾水分。
2. 拌入納豆及所有調味料，加蓋，入冰箱醃一小時。
3. 食用前取出退冰即可。

【注意事項】藻類多食有益健康，可依個人喜好及現有食材，變化搭配不同的藻類，但體質較虛冷者務必多加薑絲及蒜末。每週吃二～三次。

洋蔥香蒜黑木耳

功效：潤腸通便、調節免疫力、改善貧血。

材料：鮮黑木耳一朵、洋蔥半顆、大蒜三瓣，薄鹽醬油及烏醋少許。

做法：

1. 黑木耳洗淨，去除蒂頭後切絲。
2. 洋蔥去皮切絲，大蒜切末。
3. 先將黑木耳及洋蔥炒熟，起鍋前加入大蒜末及調味料，拌炒均勻即可。

三色燕麥粥

功效：清腸、降血脂。

材料：燕麥三十克、秋葵兩支、胡蘿蔔三十克、海帶一捲、鹽少許。

做法：

1. 秋葵、胡蘿蔔、海帶洗淨後切丁。
2. 上述材料加兩碗水煮熟後，再加入燕麥煮至燕麥熟爛，加入少許鹽拌勻即可。

胃癌

世界衛生組織（WHO）將幽門螺旋桿菌定義為一級致癌因子，該菌會引起慢性胃炎，也是胃潰瘍、十二指腸潰瘍的病因，且國外研究報告顯示，胃部有幽門螺旋桿菌的人罹患胃癌的機率比沒有的人高了五到十倍。並不是說感染幽門螺旋桿菌的人就一定會罹患胃癌，但若鹽攝取過量就會發生問題。

日本曾做過研究，針對日人的好發癌症——胃癌做研究，發現大量吃醬菜（高鹽醃漬品）可能是造成胃癌的因子之一。目前的醫學研究指出，高鹽會破壞胃黏膜屏障，使致癌物質更容易與胃黏膜發生作用。中醫角度則認為高鹽會使胃陰虧虛[8]，胃絡瘀阻[9]，表現有吃不下，不想吃東西，脹氣，導致胃失滋潤濡養造成慢性萎縮性胃炎，久而久之就易發生癌變。

此外，菸、酒、過量藥物、壓力大都對胃健康不利，長期酗酒將使胃黏膜持續充血，演變成慢性胃炎或消化不良。菸草中的尼古丁、焦油、化學物質以及壓力，都會造成胃酸分泌增多，同樣會導致胃炎或胃潰瘍，間接促使胃癌發生。

8 **胃陰虧虛：**胃的陰液不足，使胃缺少滋潤，導致功能下降。

9 **胃絡瘀阻：**因為陽虛無力，氣血循環不順暢，瘀血停在胃部，導致胃痛。

預防胃癌這樣做

日常生活

1. 吃飯時應公筷母匙，不可共用餐具。
2. 三餐食量分配適當，白天吃七分飽，晚上吃五分飽。
3. 細嚼慢嚥，充分咀嚼。
4. 盡量選擇易消化的、無加工的原型食物。
5. 不吃辛辣刺激的食物，不喝茶、咖啡、酒類……等。
6. 吃飯要專心，不要滑手機或是看電視。
7. 餐前一小時喝杯溫水，早晨起床空腹時喝杯溫水。
8. 飯後六十分鐘以後散步。
9. 保持心情舒暢，情緒不佳易引起胃腸道疾病。
10. 服藥需更慎重，不少藥物會刺激損傷胃黏膜，甚至引起潰瘍。

11. 注意口腔衛生，堅持每餐後正確漱口。

日常飲食

1. 煮菜時不加任何鹽巴，如果一開始不習慣，可以用低鹽醬油與醋一：一的比例作為沾料。
2. 三餐規律，不吃醃漬物或燒烤食物。
3. 多吃溫性食物如牛肉、羊肉，韭菜。
4. 不吃生食、涼拌與滾燙食物。

保健茶飲

1. 一斤枇杷葉煮一千～兩千毫升的水當開水喝。

功效：降胃氣、舒緩胃痛。

2. 石斛六克、麥冬十克、沙參十克，煮一千～兩千毫升的水當開水喝。

功效：改善胃陰虧虛（症狀：口乾舌燥、排便乾硬或沒有舌苔）。

保養穴道

1. **合谷穴**：位於手食指、大拇指指縫虎口處，五指併攏時，虎口部位肌肉隆起最高的地方即是。
2. **天樞穴**：臍中旁開兩吋。
3. **足三里穴**：膝蓋下約四橫指、脛骨旁開一橫指處。

按摩方法：每個穴位按壓一百下，每天二～三次即可。

❶

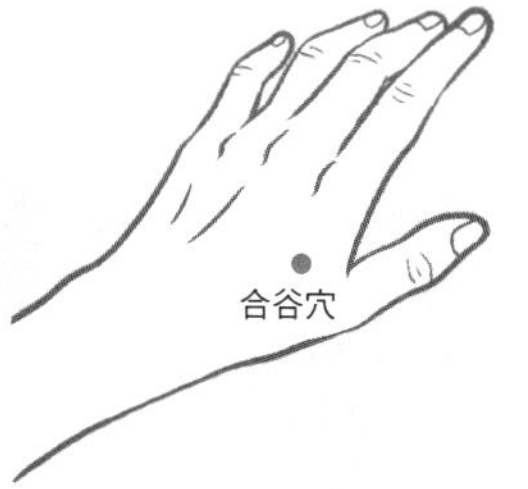

❷

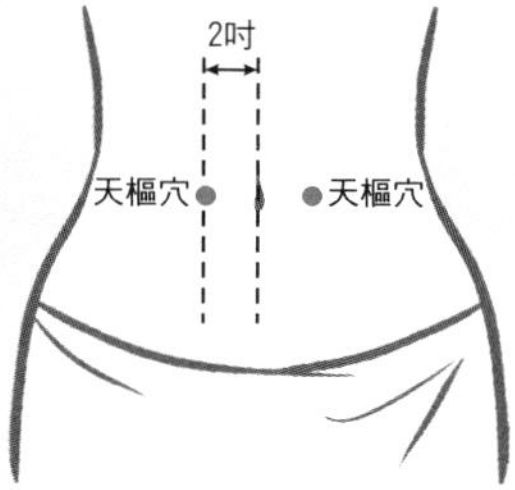

❸

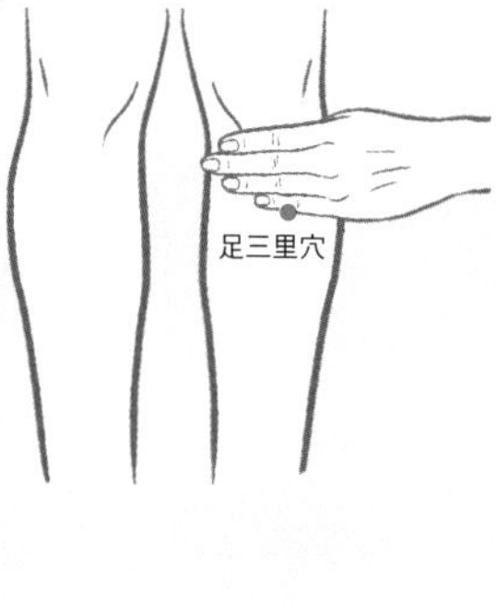

保養藥膳

小米南瓜粥

功效：保護胃黏膜、補益脾胃。

材料：小米一百五十克、南瓜三百克。

做法：

1. 南瓜去皮切塊用電鍋蒸熟後，再用攪拌器打成泥。
2. 小米洗淨並用水泡二十分鐘。
3. 將小米撈出，放入電鍋內鍋並加水至淹沒小米即可，外鍋放兩杯米杯的水，按下電鍋開關，待電源開關跳起。
4. 將小米粥取出，放入南瓜泥用小火共煮約十分鐘。

【注意事項】一週吃三次即可。

燉牛肉

功效：補脾胃、益氣血，改善慢性胃炎。

材料：牛肉一百五十克。

做法：

1. 牛肉洗淨後切適口大小，汆燙備用。
2. 放入鍋中加水淹過食材，燉煮至熟爛。

【注意事項】不要加任何調味料，在早上空腹時吃。

四神湯

功效：健脾開胃，增強免疫力。

材料：淮山十五克、芡實十五克、蓮子十五克、茯苓十五克，排骨三百克。

做法：

1. 排骨洗淨汆燙備用。
2. 所有藥材洗淨後與排骨一同放入鍋中，加水一千毫升，開大火煮。
3. 大火煮滾後轉小火慢燉三十分鐘至一小時即可食用。

子宮癌

歐美地區稱子宮為「愛的器官」，人際關係與情緒壓力都會對子宮有極大的影響。臨床上有子宮疾患的人，高達九十%以上都有氣滯[10]、氣鬱的問題，中醫認為氣滯主要成因是壓力，那些常給自己壓力、EQ高、煩惱不爽在心裡無法說的人都是高危險群。氣滯之後會導致血瘀，血瘀就容易形成腫塊，有痛經、閉經、子宮內膜異位以及子宮肌瘤的人，都與血瘀體質有關。許多子宮肌瘤的患者開刀後仍舊復發，就是因為壓力源沒有解除。長期處在壓力之下的女性，容易罹患子宮內膜異位及子宮肌瘤，若再加上其他因素，例如反覆感染，甚至可能導致婦科癌症。

此外，子宮最忌寒冷，保暖子宮少吃冰冷，就能遠離經痛、不孕、提早老化、子宮肌瘤、子宮癌等病。一旦冰冷的食物吃多了，體內氣血凝結，就易產生婦科的問題。而久坐不動，下半身血液循環不佳，也會導致氣滯血瘀，嚴重影響子宮健康。

10 **氣滯：**臟腑、經絡之氣阻塞、不通暢。

預防子宮癌這樣做

日常生活

1.平時少吃冰冷的食物，冰箱拿出來的東西都要退冰一小時才能吃，不喝冷飲；西瓜、橘子、柳丁、鳳梨、瓜類都少吃。
2.忌高蛋白、高脂肪食物；紅肉、肥肉少吃。
3.切勿讓肚臍受涼。生理期間可用暖暖包敷在小腹上。
4.腳要穿襪子。
5.忌大怒大悲、多思多慮，應注意調節情緒。
6.盡量不要吃避孕藥以及含雌激素（蜂王乳、雪蛤……等）的食品。
7.每天一次，縮小腹走路二十～三十分鐘。
8.每天早晚各一次，腹式呼吸五分鐘。

日常飲食

1. 月經來之前可喝當歸生薑羊肉湯。
2. 月經期間禁止吃冰，平日也盡量少吃。
3. 平常可用八珍湯燉鱸魚或燉牛肉吃。
4. 忌食辣椒、生蔥、生蒜、白酒等刺激性食物及飲料。
5. 飲食宜清淡，可食瘦肉、新鮮蔬菜、菇類等。
6. 多吃木瓜、鳳梨、檸檬、奇異果、香蕉、花椰菜、青椒，堅果類、全穀類，高鈣食物如牛奶、蝦皮、海帶……等。

保健茶飲

1. 黑豆五十克，紅棗十枚，生薑十五克，紅糖三十克。加水一千五百毫升，小火煎三十分鐘即可飲用。

功效：補腎、暖宮、健脾、通調經絡。

2. 續斷十克、杜仲十克、桑寄生十克。加水一千五百毫升，小火煎三十分鐘即可飲用。

功效：暖宮補腎，調理子宮生理機能。

保養穴道

1. **三陰交穴：**腳踝內側三指幅處。
2. **子宮穴：**位於下腹部，肚臍下一橫掌正中兩側的位置。
3. **太衝穴：**位於足背側，腳大拇趾和第二趾中間兩根骨頭交會凹陷之處。

按摩方法：每個穴位按壓一百下，每天二~三次即可。

❶

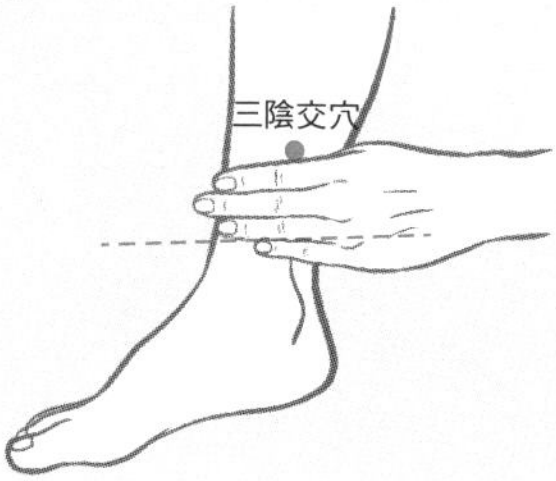

❷

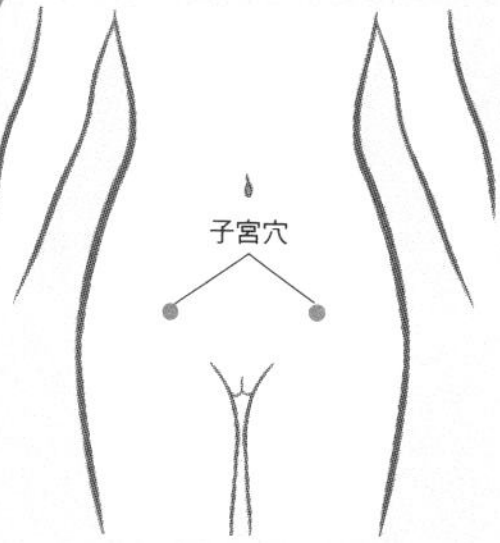

❸

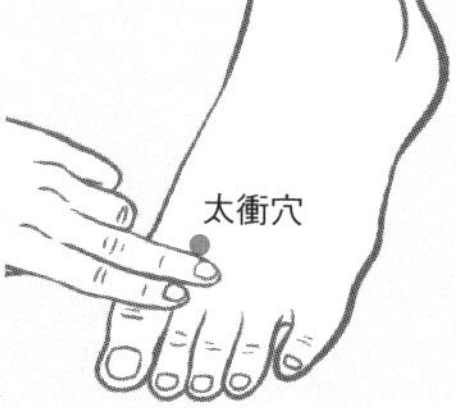

保養藥膳

當歸生薑羊肉湯

功效：活血暖宮、溫補氣血。

材料：當歸二十公克、黃耆二十公克、羊肉三百公克、老薑二十公克、少量米酒。

做法：

1. 羊肉切厚片，汆燙去腥，洗淨。
2. 將羊肉和當歸、黃耆、薑片、酒、適量清水一起用小火慢燉一．五小時，待羊肉熟軟後即可食用。

【注意事項】已有子宮肌瘤的患者不適合食用。陰虛體質、陽盛體質不宜服用。

絲瓜絡佛手豬肝湯

功效：疏肝通絡、解鬱理氣、改善痛經。

材料：豬肝一百五十克、絲瓜絡二十克、合歡花十克、山楂十克、佛手柑六克、菊花六克、橘皮六克，鹽、芝麻油適量。

做法：

1. 豬肝洗淨切片。
2. 藥材以沸水浸泡一小時後，去渣取汁。
3. 加入豬肝及鹽、適量水，煮至豬肝熟，起鍋前加少許芝麻油提香。

【注意事項】每週二～三次，氣虛者少食。

桃仁紅花粥

功效：活血化瘀，改善子宮腔體循環。

材料：桃仁十克、紅花三克、白米一百克。

做法：

1. 白米掏淨，桃仁敲碎。
2. 將紅花、桃仁碎、米，加三碗水煮成粥。

【注意事項】每週二～三次。月經期間不可服用。

第五章

想當年，我們的癌症義診

——執筆者許嘉玲／樓醫師徒弟

十年前我在臺南市歸仁區的慈聖寺進行了一段時間的癌症義診，當時跟診的徒弟[1]幫我寫了幾篇義診紀實，每次義診之後都會張貼在我們的官網，原意是希望透過這些小故事來鼓勵同樣罹癌的患者，也順便做點中醫衛教，沒想到效果出奇的好，不只求診者暴增，出書的邀約也不停找上門。但當時考量手邊的「疾病坎點」系統程式仍在開發中，許多資料也尚未整理完善，因此關於出版癌症書籍的事便暫且擱置。如今坎點系統早已完成，最新的「癌症坎點」系統程式也正在申請經濟部的「ＳＢＩＲ創新研發計畫」的補助，正在進行修正及測試，忽而想起當年義診時，許多民眾對於防癌、治癌資訊求知若渴，因此便動了出版此書的念頭。於是找來我這執筆徒弟聊一聊出書的事，結果這一聊就把事情搞大了。原本我只是想將本書版稅捐出，低調做些義診及患者關懷，但徒弟建議出書以外再拍些中醫衛教的短片，才能讓更多人看見這些防治癌症的資訊；此外，還能透過網路無遠弗屆的力量號召更多人一起做公益。

癌症治療的成本極高，許多患者及其家庭的經濟都被這病拖垮，倘若能靠著本書及短片的流傳讓更多人看見需要被幫助的人，那麼即使需要再次拋頭露面我也認了。想起第一次出書（十一年前出《算病》）時，因為配合出版社的要求，宣傳跑得勤，走在路上都會被人認出來，甚至被路人強拉著把脈、算病，深感無

1 **徒弟：**我這徒弟並非科班出身，原是為了幫她哥哥尋醫求診才與我結緣。她哥哥有先天性心臟病，在三十一歲那年因為工作忙碌，藥吃完了沒有即刻回診拿藥，結果就造成腦中風，半個腦受損百分之九十，成了植物人。這種情況以現在的醫療技術而言只能祈求奇蹟出現，但她跟家人都不肯放棄，於是在一個共同朋友的牽線下，拜託我到醫院去看看她哥哥。那時候雖治好了其他的併發症，但她哥哥的腦傷不可逆，加上原本心臟功能就不好，撐了半年還是走了。我這徒弟在七年內經歷父親癌逝及兄長病逝，心中傷痛可想而知。從小活在哥哥可能隨時會離開的陰影中，加上父親在她大學剛畢業兩個月時就撒手人寰，她對疾病的恐懼比常人更甚，因此對醫學及養生知識特別有興趣，其人生最大夢想就是希望自己跟家人都健康平安。在哥哥倒下的那一刻，她就發願想要做些公益，剛好又因緣際會認識了我，因此請我收她為徒，想要透過醫術助人。我當時跟她約定，如果能通過學士後中醫系的考試，我就正式收她為徒。結果這個小妮子被有機化學打敗，考了兩三年都沒上。後因年紀大了家裡催她生孩子，幾經思考後，決定先暫停所有事務，先備孕再說，又等了快三年才懷孕，如今小孩已經四歲了。這十一年來陸續幫我整理過《算病》、《算大限》及《防病》三本書，官網、臉書上的衛教文章，以及協助系統開發的資料庫整理。雖然她沒能成為中醫科班生，但鑒於對中醫有極高的熱誠，又有雄心壯志想幫我把畢生所學都整理傳承下來，因此最終我仍同意收她為徒。

法適應這種「光環」，只好在宣傳期過後立刻謝絕一切媒體邀約。希望這本書出版及短片推出之後，大家可以多多上網或下載手機APP檢測自己的體質，或搜尋相關的衛教資訊，如果真的身有不適，還請電洽敝診所掛號約診，可千萬別在路上與我相認了。

* * *

十年前（二〇一一年）的九月一日，是我們癌症義診活動的第一天，當我得知這本書預計在今年（二〇二一年）九月初上市的時候，心想：剛好義診滿十周年耶！彷彿得到一個十周年紀念的禮物那般令人雀躍。等了這麼多年，樓醫師終於要推出《算癌症》了。其實早在《算大限》那本書出版的時候，樓醫師已經收集了大量的癌症患者資料，其中就有一部分是來自於臺南義診所累積的個案。

在此之前，樓醫師在臺中診所就設有義診，每週三固定留一診次給弱勢族群，免費診病且贈藥，不過當時並沒有限定癌症。出版《算病》之後，由於書中收錄的患者推薦文，讓樓醫師能治怪病及重症的口碑從患者圈擴大到讀者圈、觀眾及聽眾，一時，臺中診所的門診掛得滿滿滿，最久還得排到三、四個月後，其中也不乏癌症患者。值此同時，樓醫師的老患者，也是臺南歸仁區慈聖寺的住持——釋法淩法師，因為看到書中「養生就是修行」一文，從而興起邀約樓醫師前往臺南辦義診的想法。樓醫師尋思，義診很多人都在辦，但是專治癌症的義診就相對少，且癌症治療的代價遠比其他疾病更高，很多家庭都因為家中有人罹癌而陷入經濟困境，因此樓醫師決定將這個義診活動設定為癌症專科義診。

當時，每隔兩週，師母就開車載著樓醫師和我們這群小助理，一大早從臺中驅車直下臺南，來回四個小時的車程，風雨無阻，從不遲到。猶記得每次南下，師母專心開車，樓醫師在副駕時而捻珠念佛，時而與我們閒聊幾句；後座的我們則是吱吱喳喳像麻雀一樣沒停歇。待到慈聖寺後，每個人立刻收拾玩鬧心，擺儀器的擺儀器，掛號的掛號，各司其職，井然有序，嚴謹而安靜。而回程的路上，師母依舊全神貫注地駕車，樓醫師或是打個盹或是念念佛號；後座的小夥伴們，個個東倒西歪倒頭大睡；而我，便趁著這段安靜的時刻，想著這次的義診側寫，要寫些什麼主題，什麼內容。

義診的時段是從早上九點半看診到中午，等到所有患者都看完了，法凌法師和志工便招呼我們去吃午飯，每次下診後都是一大桌滿滿的美味素餚等著我們。那段時間我們收穫的不只是人與人之間的善與愛，連料理手藝都精進了不少，有時跟患者們聊天也能聊出一堆稀奇古怪，讓彼此都大開眼界。

更有一次在高速公路上，前車的貨斗掉下一大片東西，差點砸中我們，幸而師母技術好閃過了，定睛一看，竟是一張圓桌的桌面！真是令人後怕，若真被這桌面砸到，恐怕我們全體都不在這裡了。當時我心中暗想，或許能逃過這一劫，與樓醫師夫婦多年低調行善有關。

臺南義診持續了九個月，這期間不只樓醫師累積了上千個案，我也記錄了些許心路歷程與觀察心得，一一刊載於「樓中亮中醫預防保健網」。本章摘錄了幾篇當年的義診側寫，有興趣的讀者可以前往閱覽；除了個案故事之外，還有許多防治癌症的保養方可以查詢，歡迎多多使用，以及分享給需要的人。

義診側寫

治癌必須身心雙管齊下

前幾天因颱風過境南臺灣，下了數天大雨，本以為義診活動可能得延後，幸而當地雖有風雨卻不影響交通也無災情，可見善心發願之所行的確能萬事如意通達。週二以電話向法凌法師確認活動照常舉行之後，週四上午七點半，樓氏古中醫的義診團隊由臺中診所出發，驅車前往臺南市歸仁區的慈聖寺。一路上的好天氣似乎正預告了當天義診活動將會順利圓滿。

在小組成員安置設備的同時，樓醫師也在一旁與寺內的諸位法師聊起這次義診活動的理念。樓醫師說，能受邀於佛寺廟宇裡面舉辦義診，他本人感到殊勝無比。因為不管是任何的宗教信仰，都能帶給人們正面支持的力量，而這種光明的能量正是疾病最大的剋星，尤其以癌症為最。

以樓醫師二十多年的臨床經驗而言，他說有五成的癌症患者是被醫院及自己嚇死，另外有五成是餓死的。樓醫師最常對癌症患者及其家屬述說的一個「受驚而亡」的案例，是他還在醫院做研究時，被分派到他這一組的一位肺癌個案。當時那位老太太被主治醫師宣告肺癌末期，只剩不到三個月的時間，家屬聽了非常難過，也不敢跟老太太講白，只推說肺部發炎需住院。結果這位老太太每天吃好睡好，還跟隔壁床的病友一起嘻嘻哈哈聊天看電視，這一住就住了近半年。後來老太太自己覺得奇怪，不是沒什麼大病為啥要住院這麼久，於是詢問她兒子。她兒子心想，母親看起來很好，醫師也說癌細胞沒擴散沒轉移，病情似乎被控制住了，於是如實告訴當事人。沒想到老太太聽到自己是癌症之後，這一驚嚇非同小可，當天開始吃不下東西，病情急轉直下，一個多禮拜後突然就走了，家屬及主治醫生都錯愕不已。

這種因恐懼、擔心等等負面情緒所造成的心理壓力，將導致身體機能快速衰退、敗壞，也就是中醫學理所謂的五情剋五臟。罹患癌症的人往往都是長期處於極大壓力之中或是個性壓抑、追求完美者，再加上不適當的飲食及生活作息，才會誘發癌症。這樣的人如果知道自己罹患癌症，情緒當然更負面，心理壓力更大，惡性循環之下導致癌症發展更快速，更難以治癒。

今日跟診，發現有多位女性患者被樓醫師問沒幾句話就哭了，而這些患者不是乳癌、肝癌、甲狀腺癌就是子宮癌，全都是肝經流注的器官。中醫認為肝掌管人的情緒，所以抑鬱者最傷肝。臨床統計上，女性癌症患者罹患比例最高的也不外乎這幾類，可見女性同胞們真的比較容易「想不開」、「放不下」。這類被稱為「歐巴桑性格」的人，外顯個性除了抑鬱之外，還有多操煩、嘮叨碎念、愛生氣、常悲傷……等。也因此，樓醫師面對這樣的患者時，都會交代她們放輕鬆，多到佛寺念佛散心，與師父們聊聊天，有什麼心事都來說給佛祖聽，並強調佛祖會給她加持。我想，樓醫師不止善於以藥物治癌，也擅長以言語治癌呢！基本上會來佛寺看診的人不是信佛就是不排斥佛，而有「信」就有「力」，樓醫師把佛祖也抬出來站臺，想必能夠給予患者更多信心以及安定的光明力量吧！

罹癌不絕望，看學長姐如何把負面情緒斷捨離

當患者被確診為癌症時，少有人不絕望、恐懼、崩潰。而當第一波情緒過去時，能夠轉為正面積極的人也不多。雖然樓醫師已經把「負面情緒會滋養癌細胞」這番話講爛了，但對患者來說真的非常非常難做到「樂觀」，畢竟連悲觀都甩不開了，又如何能進階到樂觀呢？

很多患者說不知道該如何把負面情緒斷捨離，在接觸了這麼多癌症患者之後，筆者蒐集歸納了一些值得探究及分享的成功個案。這些個案不見得都是全然的樂觀面對，但是他們至少把悲觀拋開了，而他們的共同點是保持「理性」，以及讓自己的生活盡量維持在生病前的狀態，改變的僅是生病前的不良習慣。

何謂理性呢？

信任自己所選擇的醫師。

不尋求未經臨床驗證的療法或藥物。
認真遵照醫囑，不偷懶、不逃避、不挑食。
明白「努力嘗試勝過什麼都不做」的道理，站起來解決問題（疾病）。
在這個義診梯次當中，目前為止約有五至六成的患者持續回診，其中被判定癌末（第四期）的人約占了一成。這些「末段班」的患者大多是肺癌，少數幾個胰臟癌、大腸癌及肝癌。最讓樓醫師大力稱讚的是一位「黃先生」，這位抗癌模範生真的值得大書特書，好好表揚一番，所以「學長姐的故事」就從他開始吧！
「黃先生」是在民國二〇一一年六月底的時候因健檢而診斷出肺癌四期，左肺腫瘤四．七公分，右肺布滿小腫粒，並轉移至骨頭，癌指數四十五點多。醫師評估不適合開刀僅投以標靶藥物艾瑞莎，建議吃完一個療程再看成效決定後續如何治療。吃了五十五天之後副作用變嚴重，不時咳嗽且喘，癌指數僅小降為三十八點多。接著於八月底進行第一次化療。不久後也就是九月十五日起開始加入樓醫師的義診梯次，從此採取中西醫雙管齊下的方式治療。因為吃中藥的關係，化療副作用產生的噁心及食慾不振情況大為改善，於是進食正常，體力得以維持。十一月的時候再次檢查時，左肺腫瘤縮小至三．五公分，右肺小腫粒減少，癌指數降為九．二十三。

這期間黃先生一邊做化療同時也吃樓醫師開的抗癌及補養體力的中藥，並認真遵照樓醫師的醫囑，每天穿小黃雨衣快走排毒，確實記錄飲食，飲食日記的分數高達九十六分（滿分一百分），是同梯當中最高分的。二〇二一年一月初再檢驗癌指數時已降至六．九十二，左肺腫瘤縮至兩公分了。

最妙的是，當筆者說要採訪他時，他竟要我去採訪他太太，因為他根本沒在管醫院給的數據也從不記得檢查結果。筆者好奇他本人對於病情難道不會擔心憂鬱？黃太太說一開始當然也會憂鬱，但後來給樓醫師看診之後一直接收到正面的能量，兼且吃藥的感覺很良好，加上樓醫師說憂鬱會讓癌細胞滋長，所以黃先生就放膽地不把病情放在心上了。或許黃先生不管、不聽、不看的行徑有些人會視為逃避，但我認為他是用自己的方式讓情緒不受影響，以便把心力集中在「做」而不是「想」。越想就會越擔心、越焦慮，那不如不要想只管做些會讓療效加分的事不是更好。所以黃先生的「不管、不聽、不看」就是一種甩開悲觀的具體方法！

樓醫師發怒了！

這是我第一次看到樓醫師對患者發飆，說他火冒三千丈也不為過。過去樓醫師也曾「嚴厲地」勸導過患者，但這次不同，被罵的患者是一位罹患肺癌四期的老師，一般聽到肺癌四期，多半會感到同情憐憫，但一旁的我聽到他講述自己的行為，也只能感嘆。

事情是這樣的。

這位年約四十出頭的「L老師」，一進診間就很心虛地說要誠實地向樓醫師道歉，因為他沒有按時吃藥，接下來的說法卻是踩到樓醫師的地雷。在前次義診後拿了藥，他卻先去吃親友推薦的草藥偏方，因為賣草藥的人說他自己之前得癌症就是吃這一帖痊癒，還保證吃一個月若沒痊癒起碼也會好大半，結果「L老師」吃了一個禮拜後，感到肚子不適，直到義診的前三天開始吃樓醫師的藥，一吃就感到舒服許多。這位「L老師」居然還問樓醫師，肚子不適是草藥引起的症狀還是腫瘤惡化？光聽到他跑去吃偏方，樓醫師就已經快氣瘋了，樓醫師回說：「當然是惡化了啊！你既然不信任醫師，拿藥又不按時吃，若你覺得偏方適合你，就按照你自己的想法做吧！」

此時氣氛很僵，L老師還想繼續為自己的行為解釋，他說癌末的人都希望聽到保證的答案，正面肯定的回覆，又說吃樓醫師的藥比較舒服，所以想給樓醫把脈看看現在狀況如何？天啊！我在心中暗嘆：「真是服了你了！」

最後樓醫師跟他說，這次先不用拿藥了，回去把藥吃完再看看身體狀況如何。請下一位患者進來看診時，樓師母走到L老師身邊安慰他、開導他。

各位看倌，您知道L老師有哪些需要注意的地方嗎？

1. 醫師針對他症狀開的藥卻未乖乖服用。
2. 不該因為對方有「保證會好」的言論，就使用未經查證的偏方。
3. 吃別人的藥卻給另一位醫師把脈，檢測別人的藥效。
4. 因為病情急迫，尋求未經臨床醫學驗證的各種療法。

這樣的行為，首先，是對醫師的不尊重，同時浪費醫藥資源。全民健保之所以持續虧損，就是因為有許多人拿了藥卻不吃。

說實在話，一個合格且具豐富臨床經驗的醫師（包含中西醫），是不會跟癌末患者說出「保證會好」四個字。吃了某些藥痊癒，有可能是因為這款藥剛好很適合自己的體質，但不知道其他人的體質適不適合。樓醫師也遇過這種推薦，還因此做了臨床研究，結果證明這款用藥只適用於極少數人，無法成為真正合格的普遍用藥。

大多數患者都會因為心急而犯錯，由於癌症病情的急迫性，造成他們聽說什麼療法就去試，醫師開的藥也沒持續吃，最後白忙好幾場。

我能理解患者及家屬們想尋求一絲希望的心態，可是卻也因為這種心態導致許多人命喪於偏方、神棍、醫療詐騙之手。二十年前也是在臺南，我的父親罹患肝癌過世。當時無緣認識像樓醫師這樣的醫師，所以我們求神拜佛，吃草藥、未經臨床驗證的實驗品，我父親從發現到離開僅二十九天。不知該喜還該憂？我想若我父親存活久一點，大概不是死於腫瘤破裂，而是被我們這群兒女折騰死。

樓醫師今天之所以痛心，是因為他不只一次眼睜睜看著被他治療後大為改善的患者，又花大錢買「治癒的希望」，最後賠上許多冤枉錢及自己的身體，怎不教人生氣呢？有些人則是嫌中藥的藥效慢，幾個月還沒痊癒，所以想花錢買速效，結果卻招來許多的副作用。遇到這種人，不用說樓醫師當然是又氣又難過！

所謂「病來如山倒，病去如抽絲。」本來生病就不是一天造成的，更何況是癌症等重症，調養當然也不可能一蹴可幾。且中醫的用藥哲學是七分養三分治，對於癌腫瘤更不像西醫那樣只講藥效，而是講究平衡。臨床上有許多癌症患者經治療後，腫瘤仍跟著他一輩子，但卻沒作怪，說他完全痊癒也不是，總之相安無事就是好事，不是嗎？

抗癌模範生「黃先生」vs. 小黃雨衣

「黃先生」是在九月分的時候開始給樓醫師看診，當時醫院診斷為肺癌腫瘤五公分，經評估後認為不適合開刀只給予化療，因此「黃先生」是採取中西醫合併的方式來對抗癌症，他一邊化療一邊吃樓醫師的藥，因此兩個月來並無出現噁心嘔吐或是體力驟失、體重減少的狀況，除了第一次來時愁眉苦臉略顯病容之外，往後幾次看到他都正常得不像個病人。

這次特地介紹他其實是為了給他頒個「模範生」獎座。自從十月底樓醫師教患者們穿小黃雨衣快走來排毒，「黃先生」回家之後就認真執行他的排毒計畫。他說剛開始快走時流的汗又臭又黃，但每次走完都覺得精氣神十足，漸漸地汗比較不臭且沒那麼黃，而且精神依舊非常好。十二月初來回診時，他說醫院的檢查報告出爐，腫瘤已經縮小為三點多公分，癌症指數從原本最高的兩百多降到二十幾。隔兩個禮拜再檢查，就在回診前一天拿到最新數據，腫瘤又縮小至二公分，指數降到九了。

「黃先生」是個很聽話的患者，拿到模範獎座實至名歸，是個值得其他患者效法的對象，因為他自己的努力才讓病情能夠這麼快被控制住甚至持續往好的方面發展。同樣都是癌症患者，有的人就非常沒有身為患者的自覺，許多醫囑也不見得照作，只有「黃先生」不僅認真執行，還非常有恆心地持續不斷。我認為這就是所謂的抗癌膽識（Guts），比起那些喊著要努力不被癌症打敗，但私底下卻又怯懦疑懼不已，整天自怨自艾沒有進一步做些實際行動的假勇士，「黃先生」才是真正的抗癌勇士。

雖然他也還是會擔心，還是會害怕或悲傷，但是他把大多數的心力都放在「如何促進治療效果」上面。所以他悲傷、憂鬱、害怕的時間變少了，其他人可能一天二十四小時裡有八小時都處於驚慌害怕等負面情緒中，而「黃先生」可能只有十幾分鐘或幾分鐘的時間處於負面情緒，這一來一往之下，當別人正在持續以負面情緒滋養癌細胞、壯大癌細胞的同時，「黃先生」則是努力地排毒、養生，提升自己的免疫力以及用正面能量來抑制癌細胞，所以他才會有這麼好的抗癌績效。

除了「黃先生」之外，還有另外一位乳癌患者也非常努力地執行「小黃雨衣排毒計畫」，原本又大又硬的腫瘤，經過近兩個月的流汗排毒之後，已經變軟了，中醫治癌以軟堅散結[2]為主，若腫瘤出現軟化跡象，就表示病情朝正向發展，是好的開始。

樓醫師一直希望患者們能夠擁有正確的抗癌觀及抗癌動力，想治癒癌症不能只靠醫師及醫院，患者本身做了些什麼努力其實才是成功的關鍵。根據臨床觀察，那些抗癌成功的人，往往都是做得比醫師還多的人，畢竟生病的是自己，能夠扛起責任的也只有自己了。

樓醫師非常推崇「黃先生」的抗癌膽識，沒有一個得癌症的人能夠真的完全做到放下及不害怕，但是若能夠把心力放在對病情有幫助的事情上，就能相對地減少了憂鬱的時間，大大提升了免疫力及治療效果，還能讓自己的日子過得更充實、更開心。生病的「心苦」我們知道，但這是藥物無法緩解的，心病需要心藥醫，而心

2 **軟堅散結：**使用藥物，軟化或打散因濁痰血瘀聚結的腫瘤。

藥就在自己的手中。樓醫師和我們會一直陪伴在所有患者的身邊，期待所有患者都能找到自己的心藥，提升自己的抗癌膽識，做個有 Guts 的人！

大腸癌四公分腫瘤半年內消失，她怎麼辦到的？

癌症義診從九月分開始以來，已累積了不少個案，每次都聽到樓醫師跟患者說要保持正面樂觀的態度，不可陷入憂鬱焦慮之中，因為負面情緒最能滋養癌細胞。我們也知道這是相當不容易的事，但是再不容易也得想辦法讓自己做到。鼓勵的話能說的都說了，但還是很難看到患者振作起來，對此樓醫師也感到非常無奈。剛好最近有個大腸癌的個案預後良好，於是樓醫師特地請這位個案公開分享她的心路歷程，希望藉由她的故事，讓那些灰心喪志的患者們重新振作起來，多跟「學姐」看齊，讓抗癌之路走得更順利。

個案陸小姐是在二〇一一年三月的時候發現便血，到醫院檢查確診為大腸癌二期，腫瘤四公分，隨即安排化療及放療。當時醫師建議做完放療及化療之後再來評估需不需要動刀，因此她做了一次化療及十五次的放療。結果療程還沒結束她就開始不舒服嘔吐不止，膝蓋疼痛幾乎不能走路，還連續「停經」五個月，最後決定放棄這一類的治療方式，轉而尋求中醫診治。她私下透露，其實在這之前曾做過大型手術，怕短時間內再做一次手術會太傷元氣，因此不想再動刀，又因她本身也學中醫，所以認為應該可以用調養的方式讓腫瘤慢慢消失。

開始吃樓醫師的藥之後，很快就恢復元氣，因放療而拉肚子的後遺症也沒了，排便正常又順利。此外，她自己也非常認真努力地做一些促進療效的行為，例如每天游泳、打坐、持咒（大悲咒）、拜佛，最主要是飲食習慣的改變。陸小姐的三餐採取最新鮮、最健康的飲食方式，以水煮青菜為主，例如綠花椰菜、毛豆、紅蘿蔔、蘑菇等等，也不忘補充動物性蛋白質，像水煮雞胸肉加少許鹽就是她認為最優質的蛋白質來源。她不吃生機飲食，因為會拉肚子且讓身體變得寒冷，曾喝過兩次精力湯就放棄。

大約進行中醫治療後一個半月，她發現原本用手就可以摸得到的又硬又大的腫瘤，居然消到只剩一點點。十月中去醫院複診，發現腫瘤大致上都消失了，如今只需持續追蹤。不過四十五歲的她因為放療的緣故，出現了更年期提早的跡象，醫師跟她說放療後停經或更年期提早是很常見的副作用，令她很不能接受，於是又求助樓醫師，因此目前除了控制癌細胞之外，又另外幫她調身體使其恢復月經正常。

採訪即將結束前，我請她為自己的良好預後做一個總歸納，她說尋求宗教的支持、全心全意在家休養、身心放鬆、飲食改變、乖乖吃藥、運動打坐等等應該是抗癌成功的主因，她笑說自己的療法很像雞尾酒療法。許多患者一聽到是癌症就崩潰，但她說她只是覺得心情很悶，沒到崩潰的地步，可能跟個性有關。也因為態度上很正面，幾乎沒有吃不下、睡不著的問題，相對地也就替自己爭取了更多抗癌籌碼及能量。

陸小姐以過來人的身分向其他的病友喊話，她說抗癌最重要的是心理調適，治療是輔助，不要「沒被癌細胞打敗，先被自己打敗」。再好的治療如果沒有自己先站起來，她認為都沒有效。必須自我催眠，告訴自己絕對沒問題，把它當作一個問題來解決，不要當作很嚴重的疾病而覺得恐慌，盡量不當回事但要努力去解決。

或許對於天性悲觀的人而言，很難像陸小姐這麼豁達，但以臨床經驗來看，能夠在抗癌戰爭中勝出的個案，真的都是個性比較積極樂觀的人。如果生命中的一切事件都是上天給予的考驗，那麼也許上天就是想藉由「生病」這個事件來改變一個人的個性、態度、思維及行為，使其成為一個更符合身心健康的個體吧。

誰殺了巧克力？

十二月一日，樓醫師及義診小組照例前往臺南的慈聖寺為癌症患者看診，近兩個月不見的「巧克力先生」[3]也在稍晚出現。巧克力是被判定癌末的口腔癌患者，兩個月三度來看診，因為住院化療而與義診時間錯過。

只見志工匆匆忙忙地跑進診間跟我說，巧克力先生來了，可是他插著鼻胃管且很虛弱，可不可以讓他先看。當他被太太攙扶著進來時，我們所有人都傻眼了，不敢相信這是兩個月前身材還很壯碩，能夠自己開車來義診的那個「巧克力」。因為剛做完紫杉醇化療，整個人除了臉以外全部變成排骨干，無法自行走路及站立，需要人攙扶。樓醫師看診完畢且開完藥之後，立刻打電話到診所要求配藥同仁當天一

3 **巧克力先生：**該患者因天生膚色深加上化療的緣故，肌膚呈現近似於巧克力的深棕色，因而以此號代名。

定要把藥快遞到臺南巧克力的家中。

因為實在很擔心他，於是在義診結束後，我主動向樓醫師提出想去看望巧克力的想法。於是在十二月七日我到了臺南某醫院。

一到病房，原本睡著的巧克力就醒來，我看到他時有點訝異，雖然還是很瘦但他的眼睛炯炯有神，且接下來更發生讓我掉下巴的事。巧克力居然自己下床走去上廁所！完全不用人攙扶！才吃了七天樓醫師的藥，他已經恢復大半元氣了。他太太轉述巧克力的說法，說吃樓醫師的藥身體變得很舒服，也比較有精神氣力。我當時好感動，覺得巧克力應該很有機會熬過去。

接著我們聊到，他這次住院是為了再作一次化療，但他太太私下透露其實醫師把病情判定得很悲觀，除了不停地勸轉去安寧病房，又說目前的醫療技術已經無法治療巧克力了，但弔詭的是，一方面卻又建議繼續做化療，如果不作就必須出院回家。雖然樓醫師建議不要繼續化療了，免得破壞好不容易補回來的元氣，但基於某些我不知道的考量，巧克力太太還是接受醫院的建議，在隔天（八日）作了化療。

結果事情就急轉直下了。

十二月十五日，突然接到診所電話，說巧克力前一天（十四日）剛從鬼門關前走一遭，巧克力太太都已經簽了DNR（放棄急救同意書），結果巧克力竟靠著驚人的意志力硬是撐過去了。樓醫師要我打去詢問詳細狀況以及是否需要什麼幫忙。巧克力太太很客氣地道謝婉拒，並告訴我，她決定如果這次巧克力能夠熬過去，她就不再讓巧克力做化療了。可是十六日一早八點多，我接到巧克力太太打來的電話，還沒說話我就聽到手機那端傳來救護車的聲音，當下心想：「不妙了！」果然，巧克力太太說，巧克力突然血壓驟降，現在留一口氣準備回家。最不會安慰人的我也知道此刻說什麼都是多餘，只好請她保重。可是命運之神真的很愛捉弄人，到了十點多，又接到巧克力太太的電話說巧克力還在，意識清醒，她不想放棄，而我們也重燃起一絲希望。

十二月十八日凌晨三點，失眠的我被一通簡訊聲驚得睜大眼睛，直覺是巧克力太太傳來的，心中暗想：還是逃不過嗎？起身拿起手機一看，果然，巧克力在前一天下午走了。

唉！好心疼也很痛心，這段時間以來看到堅強勇敢的巧克力夫婦，一起努力度過一個又一個的難關，看到巧克力靠著過人的毅力，熬過當初醫師所評估的時間，硬是多爭取到三倍的時間陪家人，真的很叫人感慨。

我不禁提出疑問，如果巧克力在九月開始義診之後就不作化療，事情會不會有轉機？最後到底是因為癌細胞擴散，還是因化療讓他白血球及血壓驟降而離開？沒有人知道。巧克力太太說她最擔心的「爆血管」[4]並沒有發生，讓她感到安慰的是巧克力是安詳睡著的。

其實樓醫師也不是完全反對化療及手術，只是樓醫師認為化療及手術耗損人體元氣太過，必須謹慎評估患者的身體狀況，一個差池就可能適得其反。中西醫都有各自的優點，兩者應該做適度的整合，尤其在癌症治療上，非常個人化，經常不是一套方式就能用到底，也不曾出現人人適用的治療方式。

本文標題是個懸案，留待大家思考，我們不作任何推論及批評。癌症義診會繼續下去，樓醫師及我們也會繼續努力，希望帶給大家更多振奮人心的故事及好消息！

4 **爆血管**：血壓驟升，導致動脈瘤破裂。

附錄

患者分享

二〇一八年我去醫院檢查發現罹患胰臟癌，開刀住院一個月，胰臟、脾臟全拿掉，胃也切除部分，之後陸續回診追蹤，因為化療需要做人工血管，我不想做因此去找樓醫師，目前持續調養中。樓醫師看診很仔細，也會教患者很多保健的方法，生病不是老人的權利，每個人都應該注意自己的健康問題。生病以來，我一直靠著還要活著照顧八十多歲母親及視障先生的信念支撐到現在。生病的人如果沒有毅力撐下去，誰也救不了，醫師再厲害，最終仍要靠自己調整心態才有機會康復。

——李女士（六十六歲）高雄市／胰惡性腫瘤

我在二〇一三年發現罹患乳癌二期，腫瘤大約一公分，經歷了開刀之後，有朋友建議我去看中醫。因為看到樓醫師出版的《算病》於是找樓醫師做後續治療。樓醫師很樂觀，給病人很多信心，很多患者看醫生都愁眉苦臉，這是不利於病情的。西醫治療都是殺伐，中醫則是提升免疫力。看完樓醫師之後，我發現身體的抵抗力提升，小病都會自己好；過去手腳都是冰冷的，現在都是暖暖的。

我認為治療疾病時心情最重要，身體上的病都是心理引起，尤其是乳癌。過去二十幾年因為工作壓力非常大，我想我的病便是由此而起。生病的人一定要調整心態，同時也要修正飲食及作息，努力配合醫囑才有機會康復。

——金女士（五十九歲）新北市／乳房惡性腫瘤

九年前我因為常頭痛，去大醫院檢查後發現有腦下垂體腺瘤，腺體已經腫得比正常大兩倍，由於擔心開刀有風險，所以另外再找中醫。因緣際會找到樓醫師，吃了中藥後精神變好，頭痛變少，中西醫合併治療約六個月，再去檢查發現腫瘤變小，大約一年後消失，後續追蹤都正常。

樓醫師的治療方式，是結合易經醫學跟數據分析，我覺得相當有科學根據，加上藥是錠狀科學中藥，堪稱融合古代及現代的智慧，且樓醫師看診細心，每一次的藥都會根據患者反饋作調整。人人都會生病，但自己要有信心，也要對醫師有信心，有正向的力量才能讓治療發揮最大的效果。

——黃先生（四十歲）臺中市／腦惡性腫瘤

我已經給樓醫師看診好多年了，樓醫師很細心，醫術又好，視病如親。樓醫師看診最特別的地方是，除了把脈還會幫患者看掌紋，還有批流年，提醒健康上的注意事項，只要現在有甚麼流行病都會提醒跟教導我們養生預防的方法。我認為中醫可補西醫的不足，但保重身體是自己的責任，自我健康管理最重要，定期做體檢，有病給西醫看完還要給中醫診治調養才能斷根。此外，預防勝於治療，癌症等到發現才醫治，不僅吃苦受罪多花錢，還不見得有機會治癒呢！

——賴先生（七十六歲）嘉義市／肝惡性腫瘤

大約五年多前，我因為新陳代謝的關係，導致肥胖、胰島素阻抗等問題而去找樓醫師看診。一開始先是看西醫，後來因為家人在樓醫師那邊看診，於是也轉去找他。

樓醫師的思維很先進，每每充實新知，跟著時代在進步；還自己開發一套坎點系統，提醒每一位患者預防疾病。診斷精準，開藥針對個人體質，與樓醫師互動過程中，發現樓醫師會帶領患者自律、正向思考，病情因而迅速改善，患者因此有信心，更願意積極自我節制，如此形成良性循環，最終受益的是患者自己。

——王先生（五十四歲／臺中市）代謝疾病

我大約從二〇一三年十一月開始，經朋友推薦後找樓醫師看診，當初因為高血壓問題求診，目前血壓正常穩定。樓醫師看診時，除了把脈，還會看掌紋及用電腦幫患者排坎點，如果出現癌症線就會提醒要怎麼做，幫忙糾正飲食，教導正確的飲食法，以及運動、防癌的觀念。有任何問題都可以問，他都會很仔細地回答，很有耐心。每次開藥都會根據當下的身體狀況做調整，吃完中藥後身體變好，每天早起量舌下溫度都差不多三十六・五度左右，因為樓醫師說舌下溫度越低越容易罹癌，所以我每天都量。樓醫師也會叮囑患者要常做自我檢測、要控制體重，才能預防疾病，早日發現早日治療效果才最好。

——查先生（七十二歲／臺中市）高血壓

大概四、五年前，我因為酒喝太多，工作太累，突然胰臟發炎，緊急住院。西醫檢查後，我拿數據報告給樓醫師看，樓醫師就開一週的藥給我，吃完就出院了，之後就持續吃保養的藥。後來又再一次檢查出數值高，我沒有住院就直接給樓醫師看數據報告，也是吃一週的藥就好轉。如果要說樓醫師跟其他中醫有什麼不一樣，除了把脈，大概就是會看掌紋，而且沒說出口的症狀他也診斷的出來。我個人感覺就是很神，吃他的藥很有感覺，比吃西藥有效。都說中醫是治本，注重整體修復，對此我深表同感。

——黃先生（四十八歲／雲林縣）急性胰臟炎

我結婚後一直被公婆催生，無奈未能有孕，三十歲那年給西醫檢查懷孕功能，才發現指數很低，幾乎不可能懷孕。之後先看過高雄的中醫，開很多藥草、藥水、藥丸，吃一年多都沒效。某天看到樓醫師上節目，好奇去找樓醫師，樓醫師一摸脈就說我不可能懷孕，於是開始幫我調體質，叮囑我要認真打拳、吃藥。

我很認真聽話，六個月後我自己有感覺身體整個被調起來，摸自己的脈也很明顯（樓醫師有教我摸脈）。八個月後叫老公一起去調體質，因為老公當時去檢查也是有問題，精蟲殘缺不完整，不一起治療的話也是沒辦法懷孕。連續調兩年身體後，因為不想等了就去做試管，檢查數值都顯示身體已經準備好了，結果只花十四天就完成所有程序，之後順利懷孕，懷了兩個男生。

——黃小姐（四十歲／高雄市）不孕症

二〇一七年我因膽結石去中部某醫藥學院附設醫院開刀，結果醫療疏失，膽管、腸道受傷，住院四十天。之後就常莫名發燒，多次進出醫院。後來經朋友介紹去找樓醫師，吃他的藥之後就慢慢好轉，發燒頻率及溫度都慢慢降低，疼痛感也漸漸減輕直至不痛。二〇二〇年十二月我又住院，當時醫師建議我移植肝臟，說不移植的話未來可能會得肝癌。我跟樓醫師說此情況，樓醫師立即幫我調整藥方，三個月後去抽血檢查及照超音波看肝纖維化的情況，指數已經降下來，數值不到二，也完全不痛，不再發燒了。

——劉女士（五十八歲／南投縣）血液疾病、肝硬化（原需換肝）

我與樓醫師相識至今已二十餘年，起初因產後調理及兒子的氣喘問題求診而與樓醫師結緣，後來也在樓醫師的治療下症狀獲得明顯改善。小犬目前醫學系畢業擔任醫師，工作之餘，也時常與樓醫師學習中醫相關知識，亦師亦友。

樓醫師在醫術方面，精通於把脈、分析掌紋以及使用坎點分析來輔助診斷。除了運用中醫的治療技術外，亦與西醫理論結合，重視實證醫學，並持續蒐集最新的醫學資料、結合大數據分析並統整應用於臨床治療上。在教學方面，願意提攜後輩，做知識的傳承，將自身的醫療經驗透過網路媒體、編寫書籍分享給大眾，令人深感敬佩。

——劉女士（五十六歲／雲林縣）產後調理、小孩過敏

大約十多年前我還在俗家的時候，就曾跟隨母親一起找樓醫師調體質，多年後出家，也曾參與樓醫師在臺南慈聖寺的癌症義診。一直以來都非常感念樓醫師的照顧，每當身體不適吃了樓醫師供養的中藥都會很快好轉。從信仰的角度而言，疾病的成因除了飲食作息之外，也與過去世及現在世所積累的因果業力有關。醫師道

就是菩薩道，樓醫師不僅以醫術治療患者，也提供患者心理上的支持，兩管齊下效果自然更快更好。當初義診，民眾在寺裡看到佛像、看到樓醫師，就像看到黑暗中的光明，提醒自己病後要放開以前那些放不開的人事物。有信仰、有信心，才有力量，許多患者當年紛紛在佛前發願，病好後要幫助更多人，就像善的漣漪，一圈一圈擴大出去。祈願眾生能行善積德，改變因果業力，離苦得樂。

——釋天鐘法師　嘉義縣三寶山靈嚴禪寺、臺南市慈聖寺／體質調養

身為樓醫師的患者兼好友，我真的很感念樓醫師。十年前在敝寺做義診時非常用心，很多信徒家屬及我們嘉義縣佛教會理事長圓上下本法師也都有來看診，讓所有人都很感動、感恩。當時有一位高雄的患者肝癌末期，臨終時還要求見我一面，直說很感念義診時醫師跟師父的照顧。樓醫師是個奇才，我心中很敬佩，以出家人立場而言，樓醫師真的就像藥師菩薩再世，希望大家都可以獲得他的衛教知識，也希望樓醫師不要太早退休，繼續幫助眾生離苦得樂，不要受病苦。

——釋法凌法師　臺南市慈聖寺／體質調養

CARE 061

算癌症：運用大數據、五運六氣、易經八卦，治療癌症於發生之前！

作　者——樓中亮
文字整理——許嘉玲
主　編——陳信宏
責任編輯——王瓊苹
行銷企畫——吳美瑤
封面設計——Ancy Pi
內頁設計——張靜怡

編輯總監——蘇清霖
董事長——趙政岷
出版者——時報文化出版企業股份有限公司
一〇八〇一九臺北市和平西路三段二四〇號三樓
發行專線—（〇二）二三〇六—六八四二
讀者服務專線—〇八〇〇—二三一—七〇五
（〇二）二三〇四—七一〇三
讀者服務傳真—（〇二）二三〇四—六八五八
郵撥—一九三四四七二四時報文化出版公司
信箱—一〇八九九臺北華江橋郵局第九九信箱

時報悅讀網——http://www.readingtimes.com.tw
電子郵件信箱——newlife@readingtimes.com.tw
時報出版愛讀者粉絲團——https://www.facebook.com/readingtimes.2
法律顧問——理律法律事務所　陳長文律師、李念祖律師
印　刷——紘億印刷有限公司
初版一刷——二〇二一年九月十日
初版六刷——二〇二二年四月十九日
定　價——新臺幣三八〇元

時報文化出版公司成立於一九七五年，
一九九九年股票上櫃公開發行，二〇〇八年脫離中時集團非屬旺中，
以「尊重智慧與創意的文化事業」為信念。

算癌症：運用大數據、五運六氣、易經八卦，治療癌症於發生之前！／樓中亮著. -- 初版. -- 臺北市：時報文化出版企業股份有限公司, 2021.09
256面；14.8×21公分. --（CARE；61）
ISBN 978-957-13-9384-1（平裝）

1. 中醫 2. 養生 3. 癌症 4. 健康法

413.21　　110014033

ISBN 978-957-13-9384-1
Printed in Taiwan